Nosso Amor

[illegible]

COORDENAÇÃO EDITORIAL
[illegible]

CAPA E PROJETO GRÁFICO
[illegible]

REVISÃO
[illegible]

IMAGENS
Shutterstock

Dados Internacionais de Catalogação na Publicação (CIP)
(Câmara Brasileira do Livro, SP, Brasil)

[illegible]

[illegible]

[illegible] CDD-[illegible]

Índices para catálogo sistemático:
[illegible]

[illegible]
IMPRESSO NO BRASIL
PRINTED IN BRAZIL
DIREITOS CEDIDOS PARA ESTA EDIÇÃO À
NOVO SÉCULO EDITORA LTDA.
CEA – Centro Empresarial Araguaia II
Alameda Araguaia, 2190 – 11º Andar
Bloco A – Conjunto 1111
CEP 06455-000 – Alphaville – SP
[illegible]
www.novoseculo.com.br
[illegible]

Para o meu grande amor

De: ....

Cole aqui
a foto de quem
você ama.

Mensagem para o meu amor:

....

....

....

....

....

ORGANIZAÇÃO
NOVO SÉCULO

Nosso Amor

Em frases

novo século®

São Paulo 2012

Amo como ama o amor. Não conheço nenhuma outra razão para amar senão amar. Que queres que te diga, além de que te amo, se o que quero dizer-te é que te amo?

Fernando Pessoa

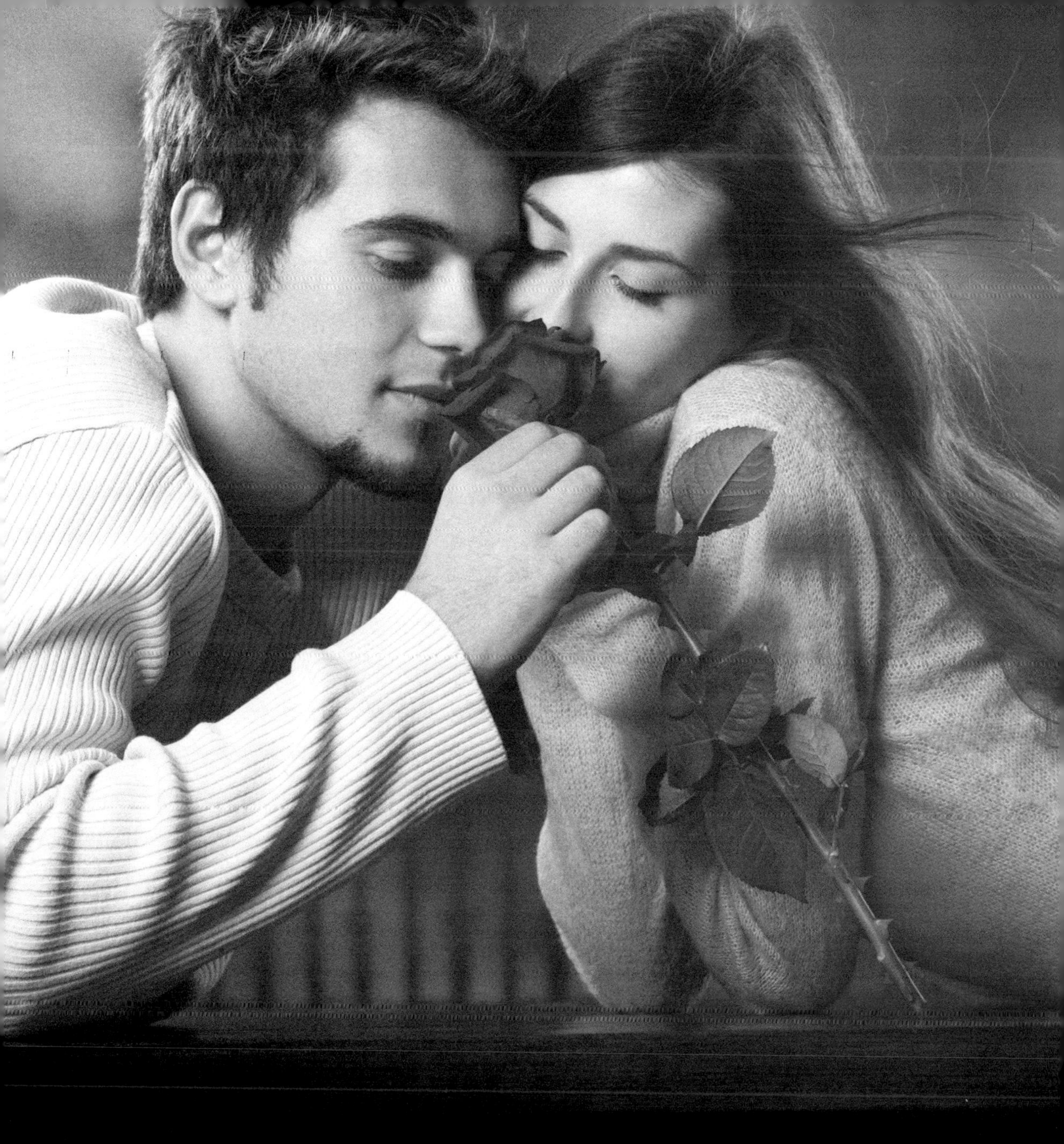

Amor não é se envolver com a pessoa perfeita,
aquela dos nossos sonhos.
Não existem príncipes nem princesas.
Encare a outra pessoa de forma sincera e real, exaltando
suas qualidades, mas sabendo também de seus defeitos.
O amor só é lindo quando encontramos alguém que nos
transforme no melhor que podemos ser.

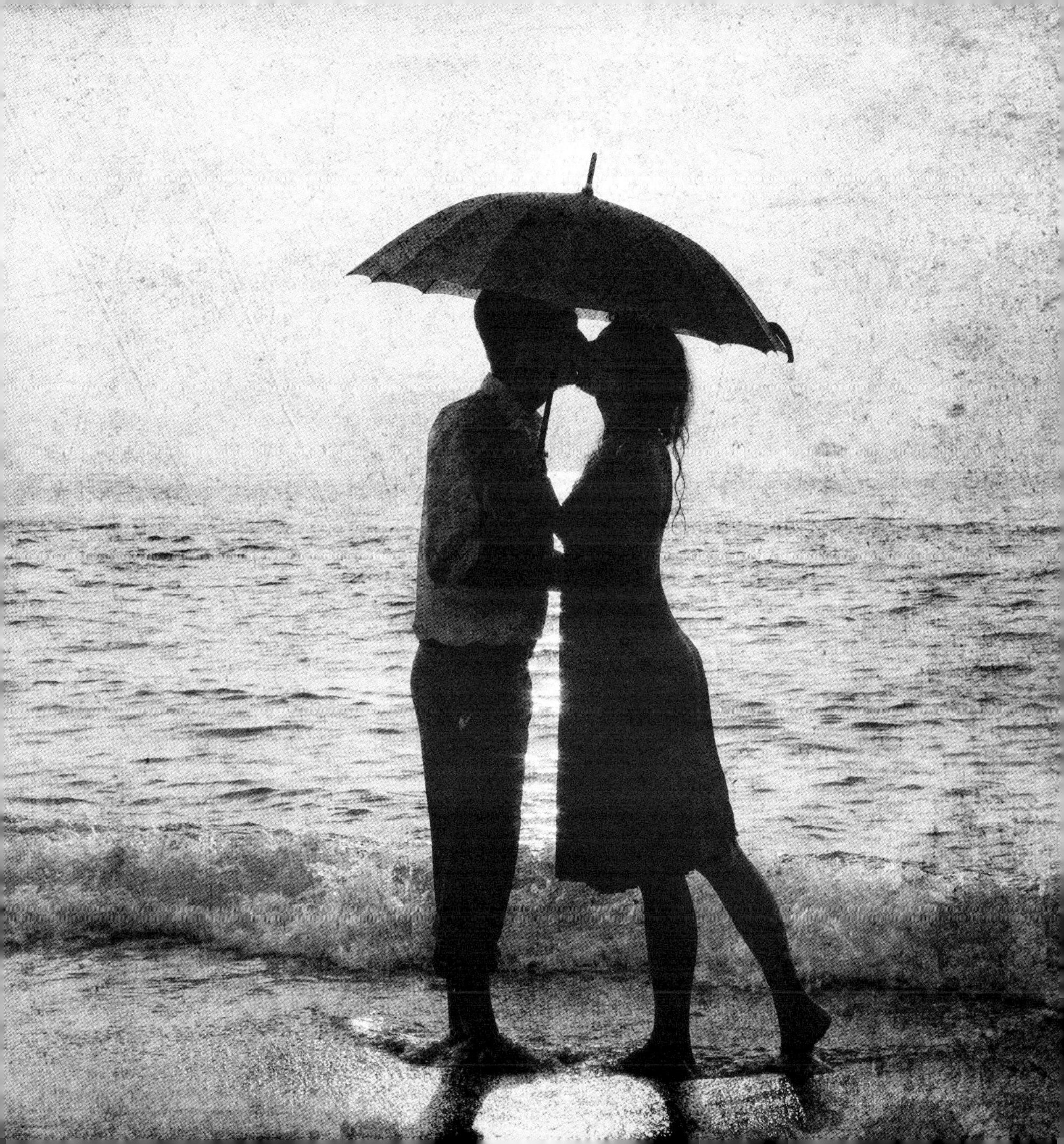

Purifica o teu coração antes de permitires que o amor entre nele,
pois até o mel mais doce azeda num recipiente sujo.

Pitágoras

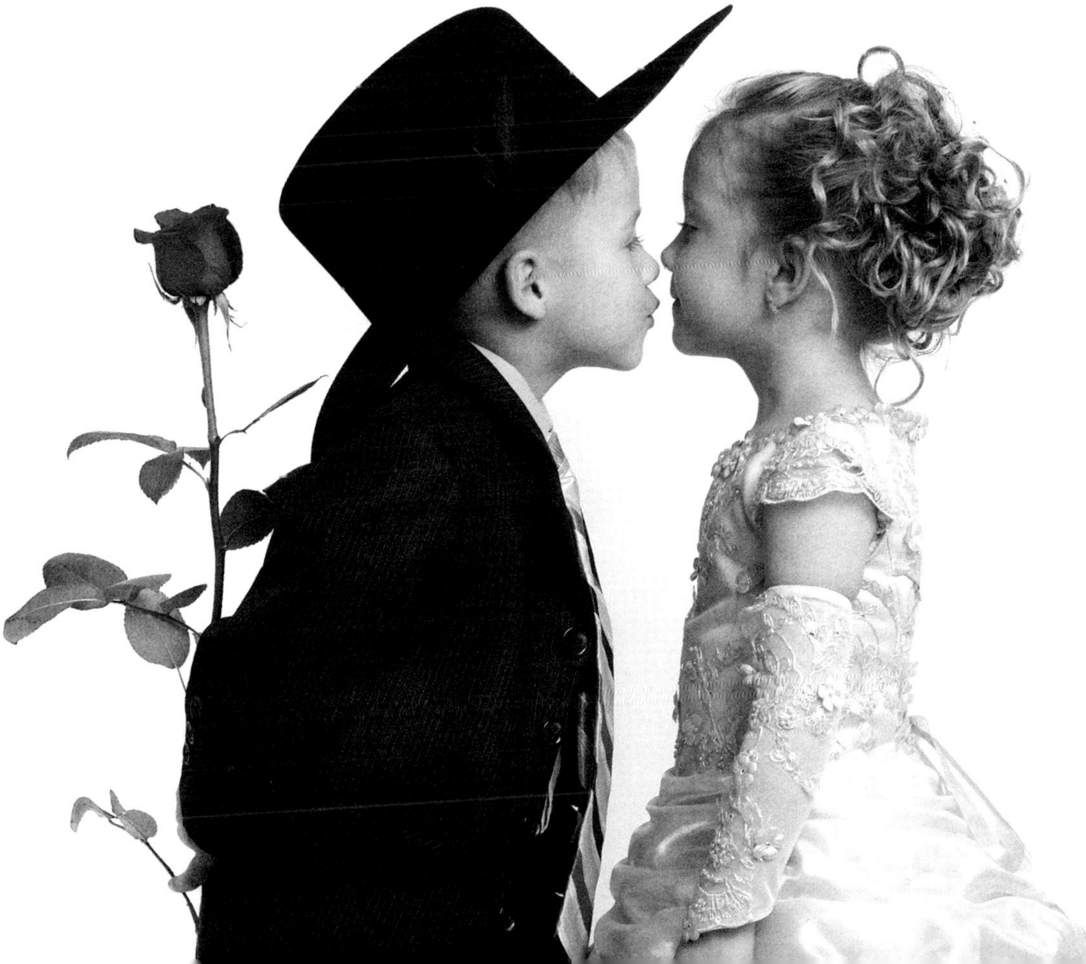

Lutar pelo amor é bom, mas alcançá-lo sem luta é melhor.

William Shakespeare

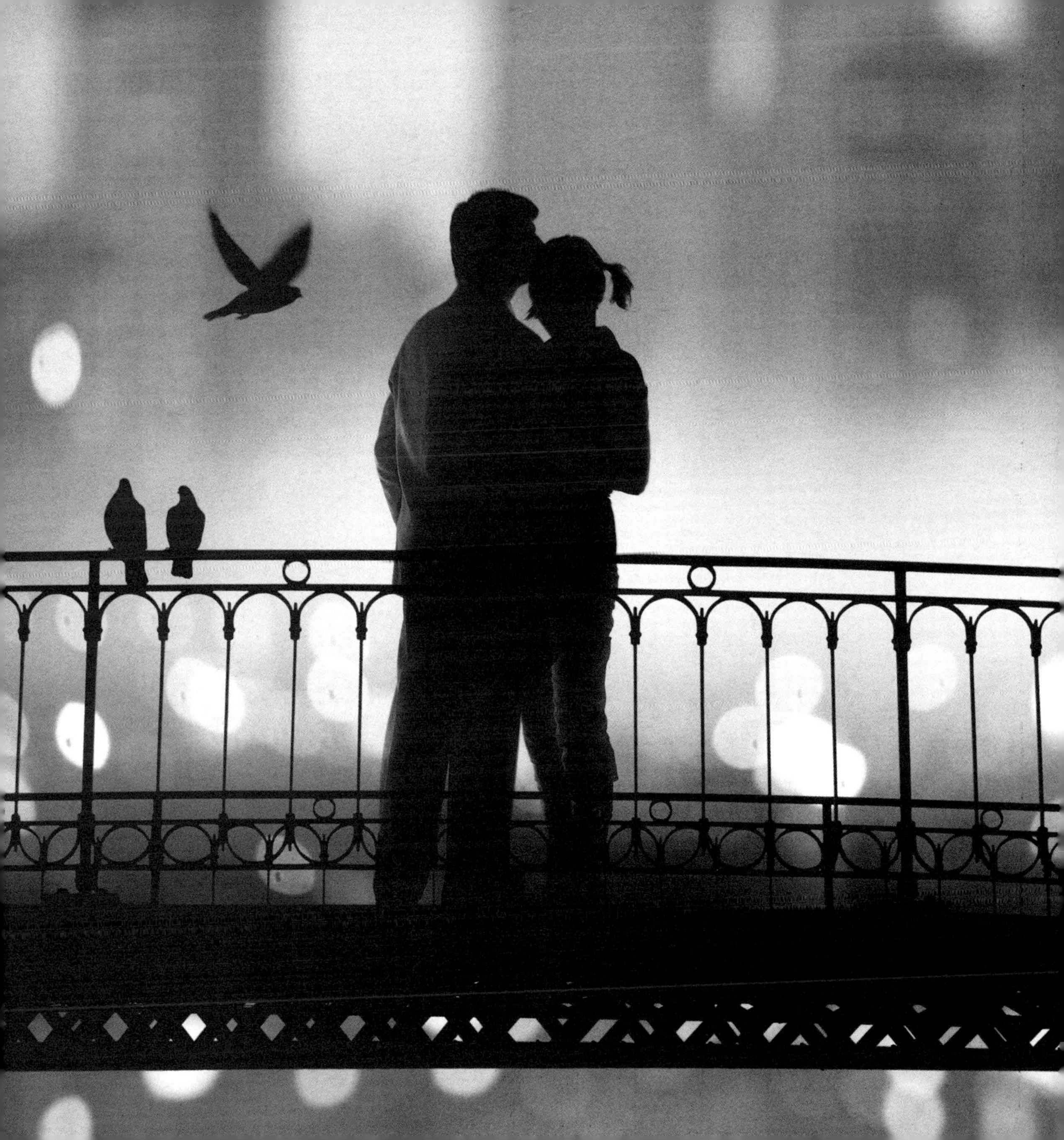

Aquilo que se faz por amor está sempre além do bem e do mal.

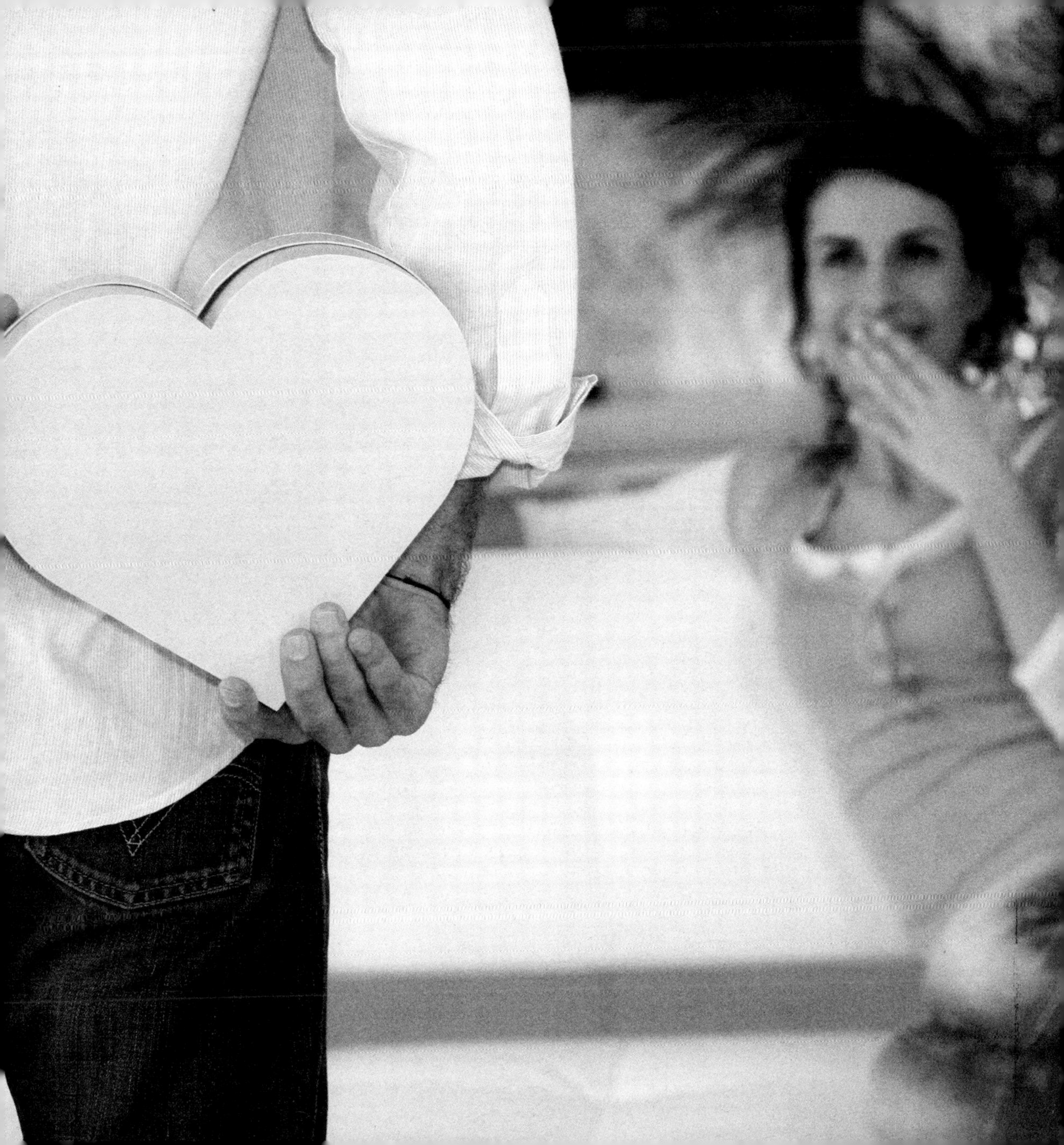

Amar é mais do que um sentimento, é uma decisão.

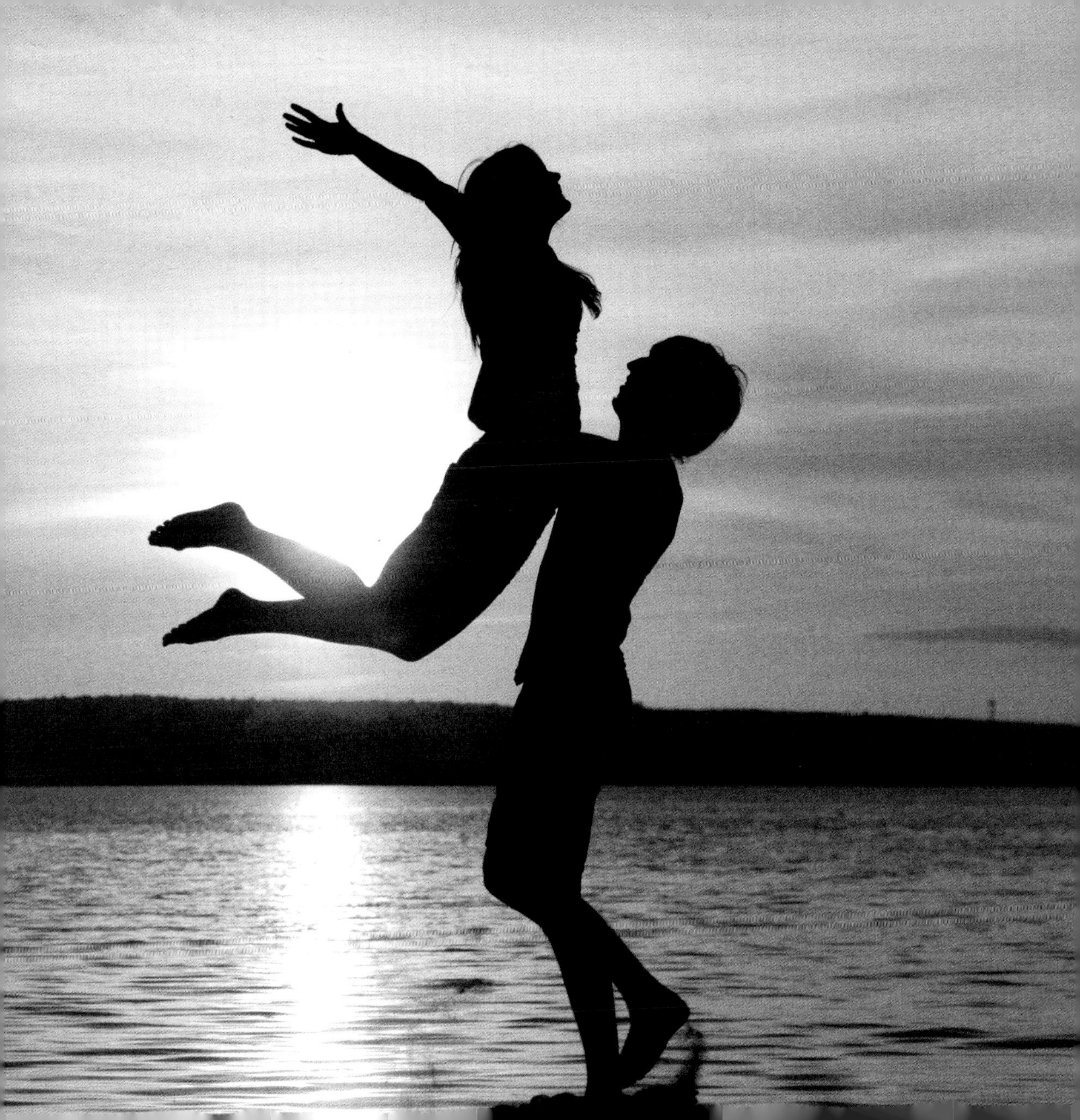

Quando se ama, o amor cerra o coração a todos os prazeres que não decorram dele.

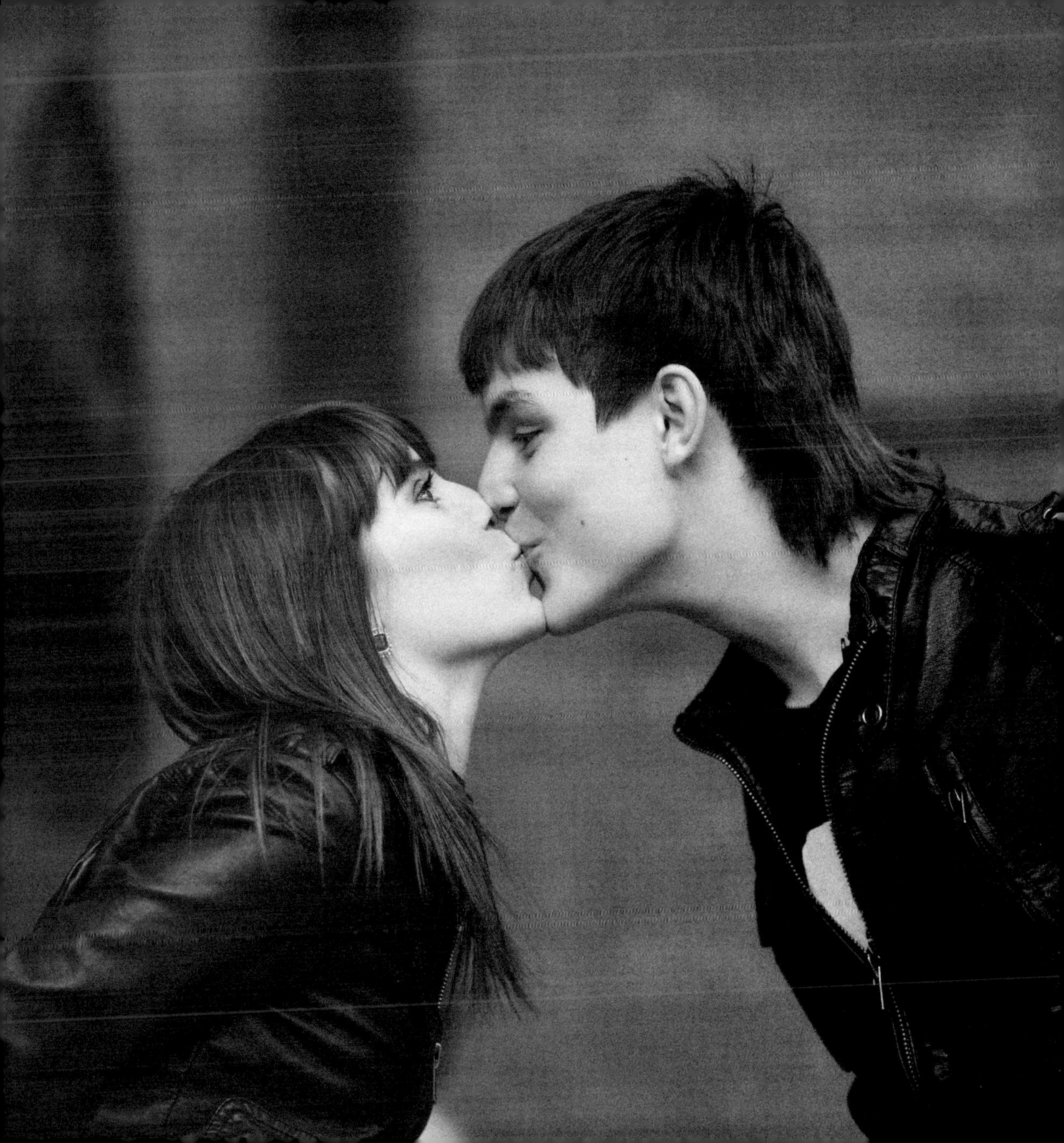

Há sempre alguma loucura no amor. Mas há sempre um pouco de razão na loucura.

Friedrich Nietzsche

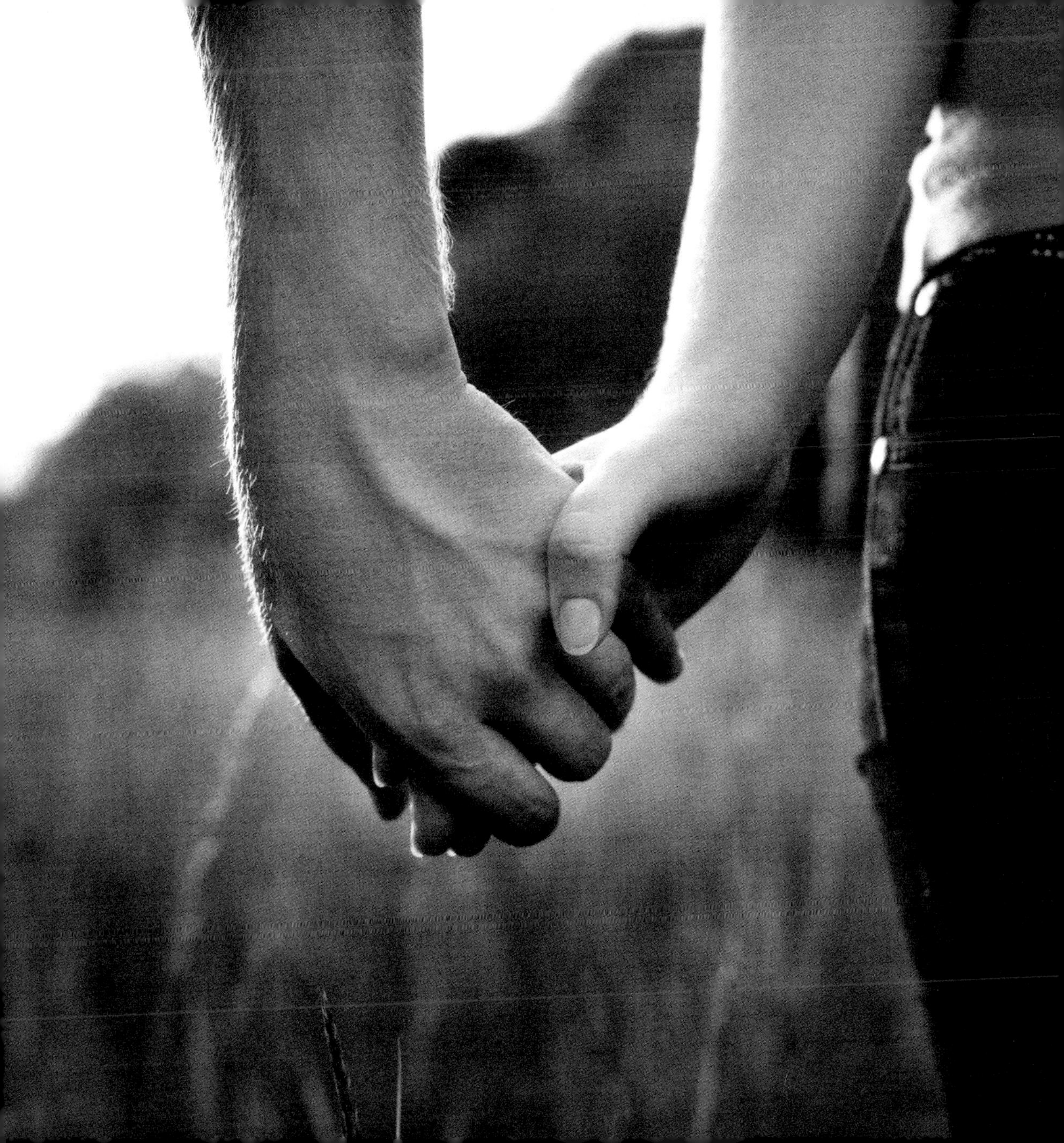

O amor é o componente essencial para sobreviver nos relacionamentos. Uma escolha diária que precisa ser tomada, especialmente em situações extremas.

Gary Chapman

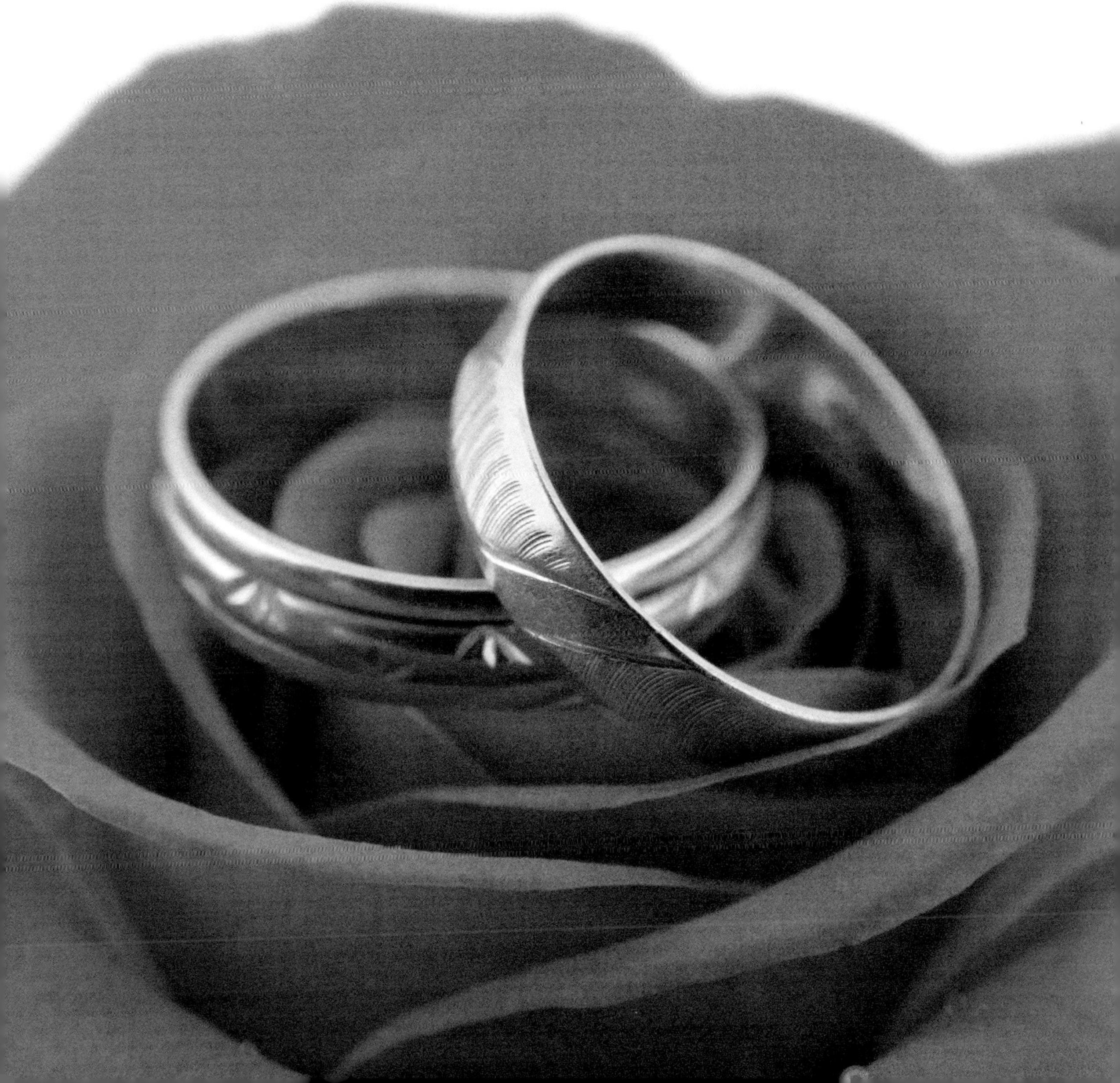

O verdadeiro amor nunca se desgasta.
Quanto mais se dá, mais se tem.

Antoine de Saint-Exupéry

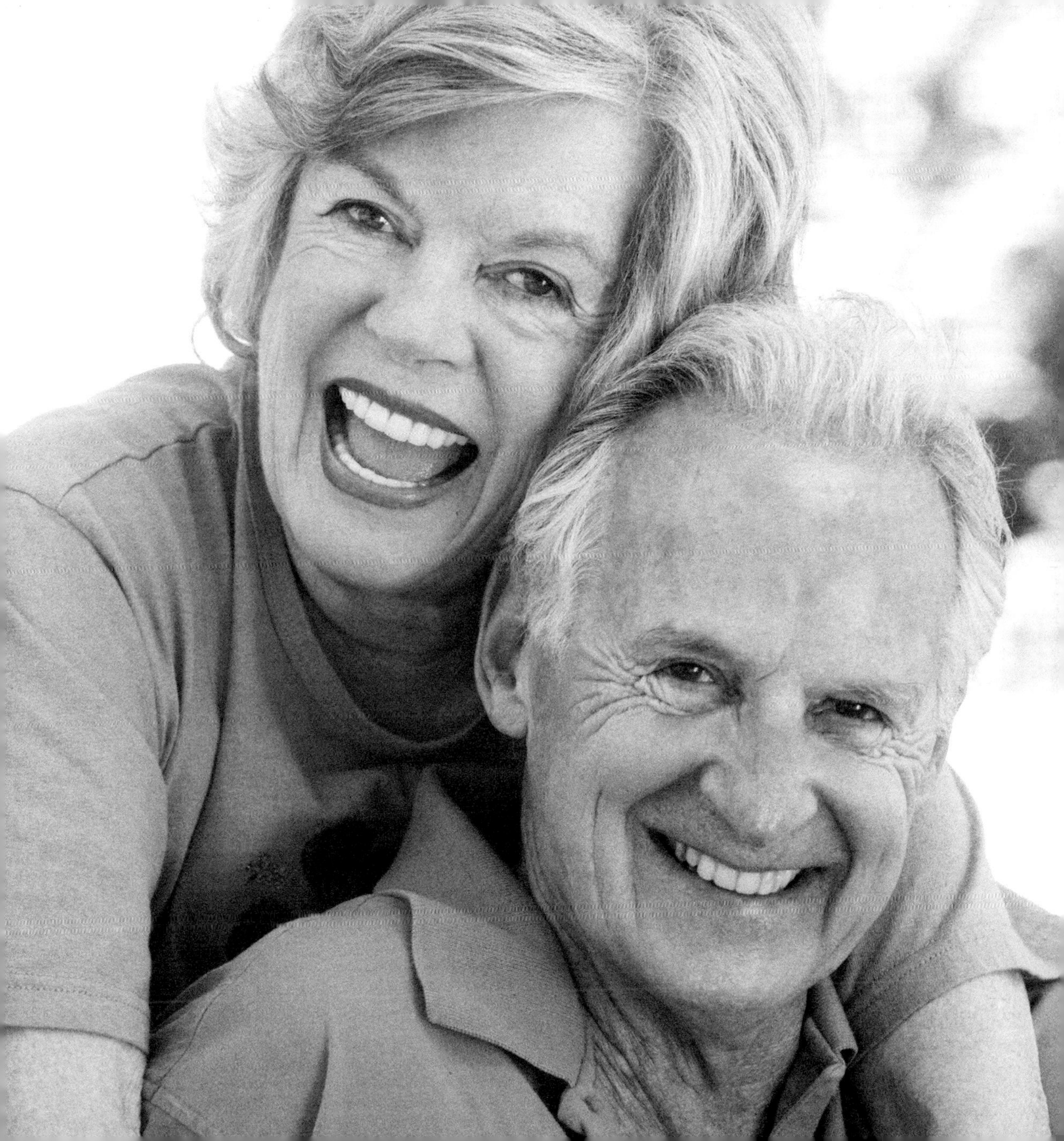

O amor é um conflito entre nossos reflexos
e nossas reflexões.

Magnus Hirschfeld

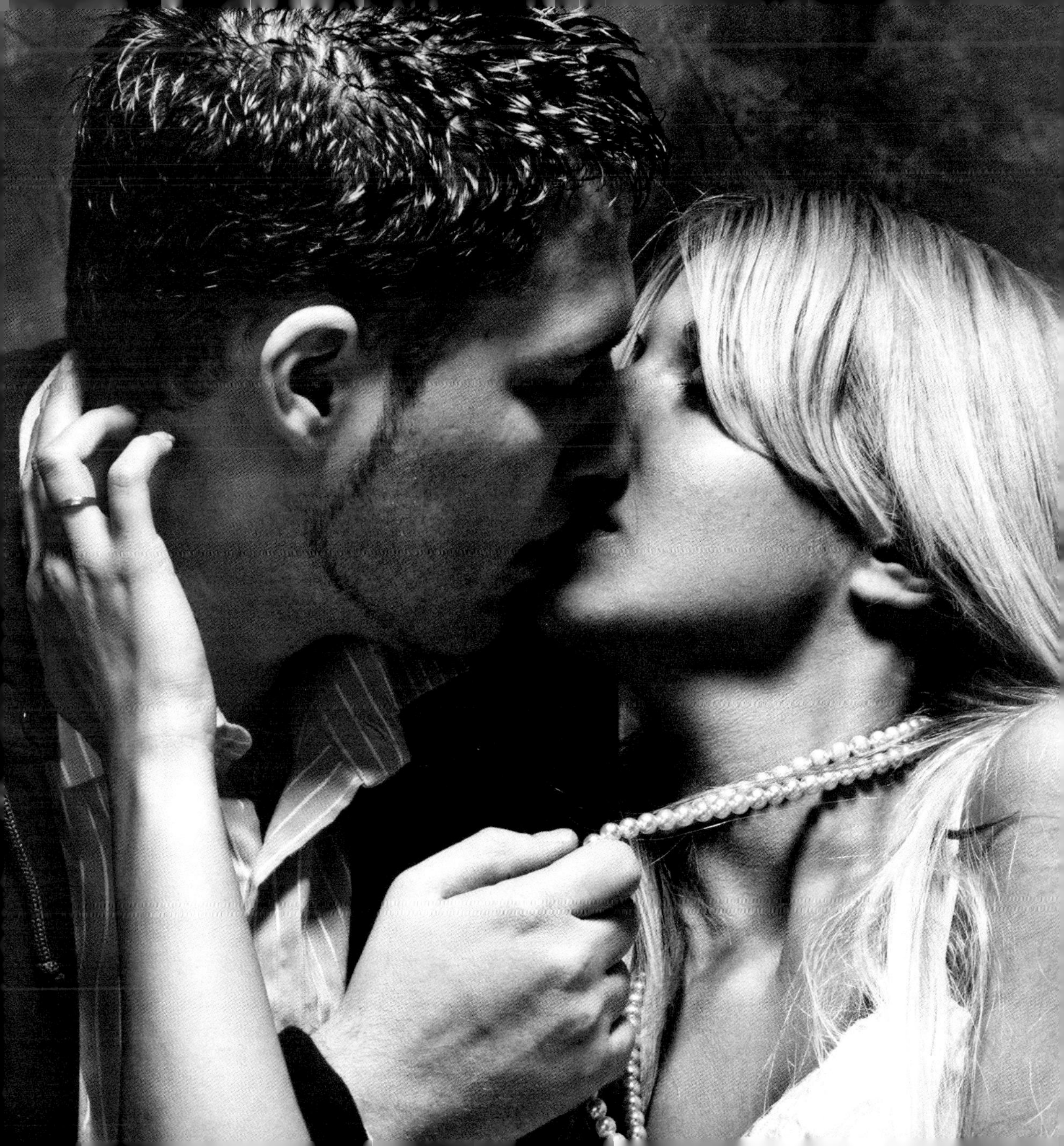

Ninguém pode fugir ao amor e à morte.

Públio Siro

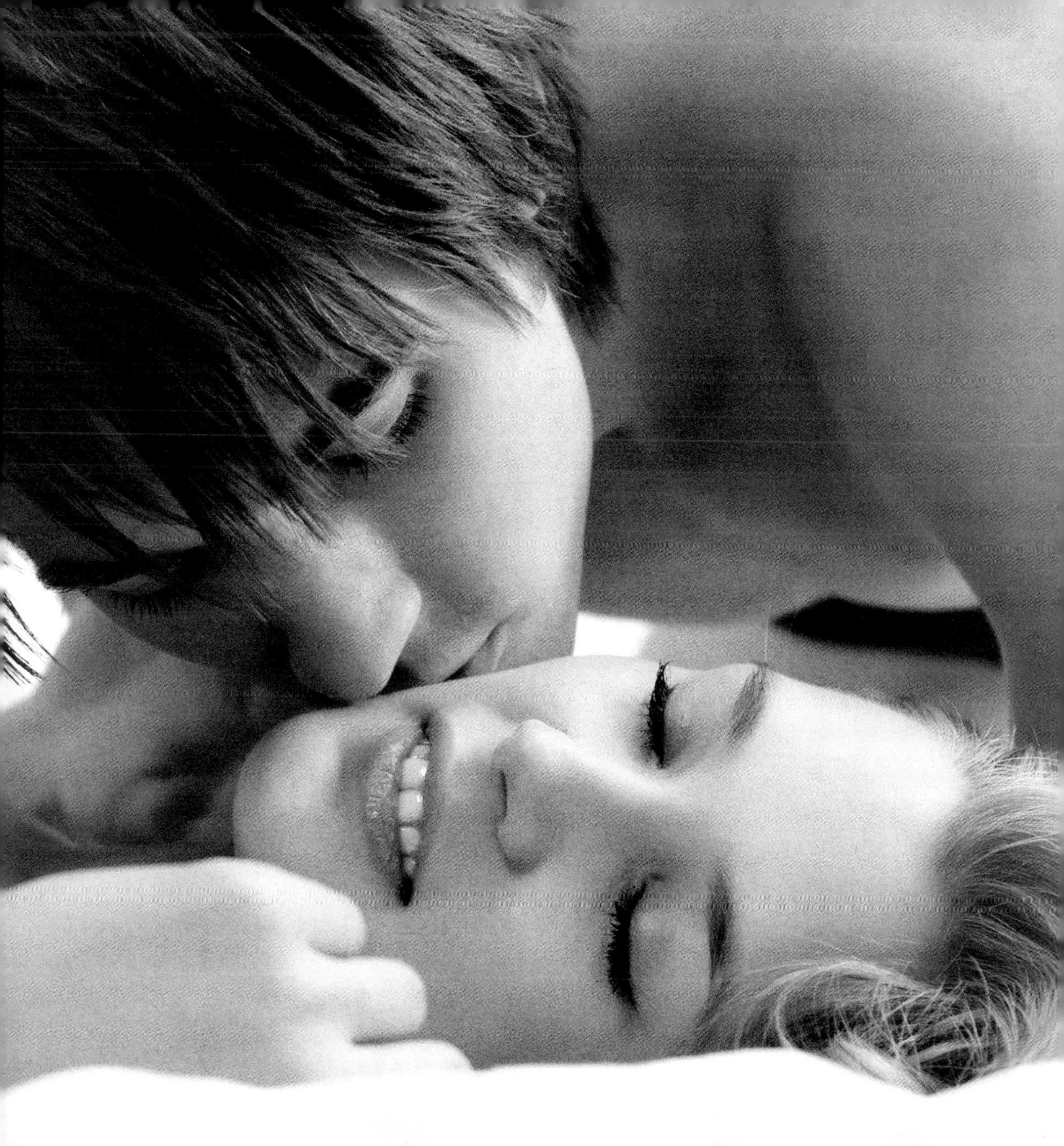

A distância faz ao amor aquilo que o vento faz ao fogo:
apaga o pequeno, inflama o grande.

Roger de Bussy-Rabutin

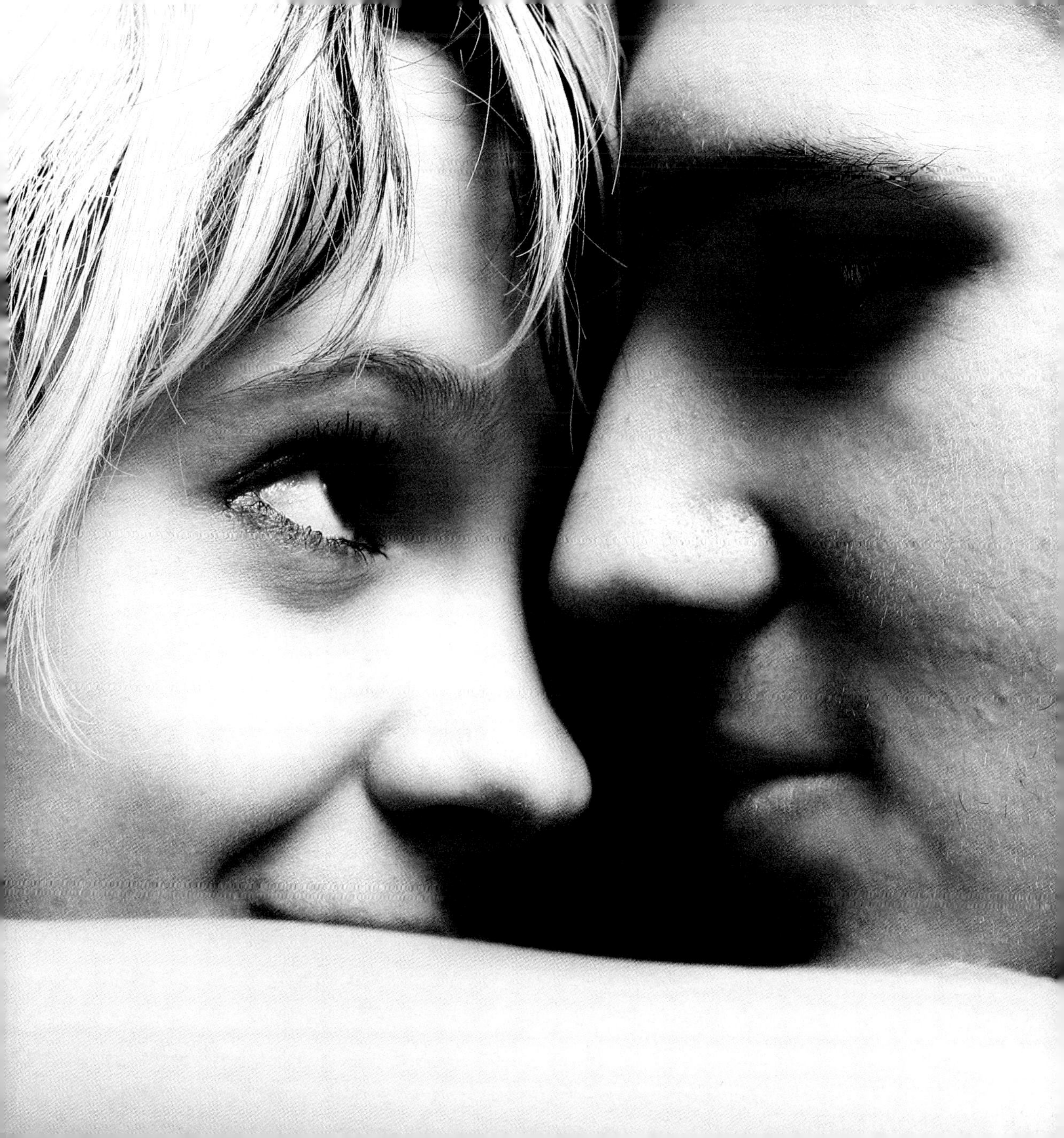

As mais lindas palavras de amor são ditas
no silêncio de um olhar.

Leonardo da Vinci

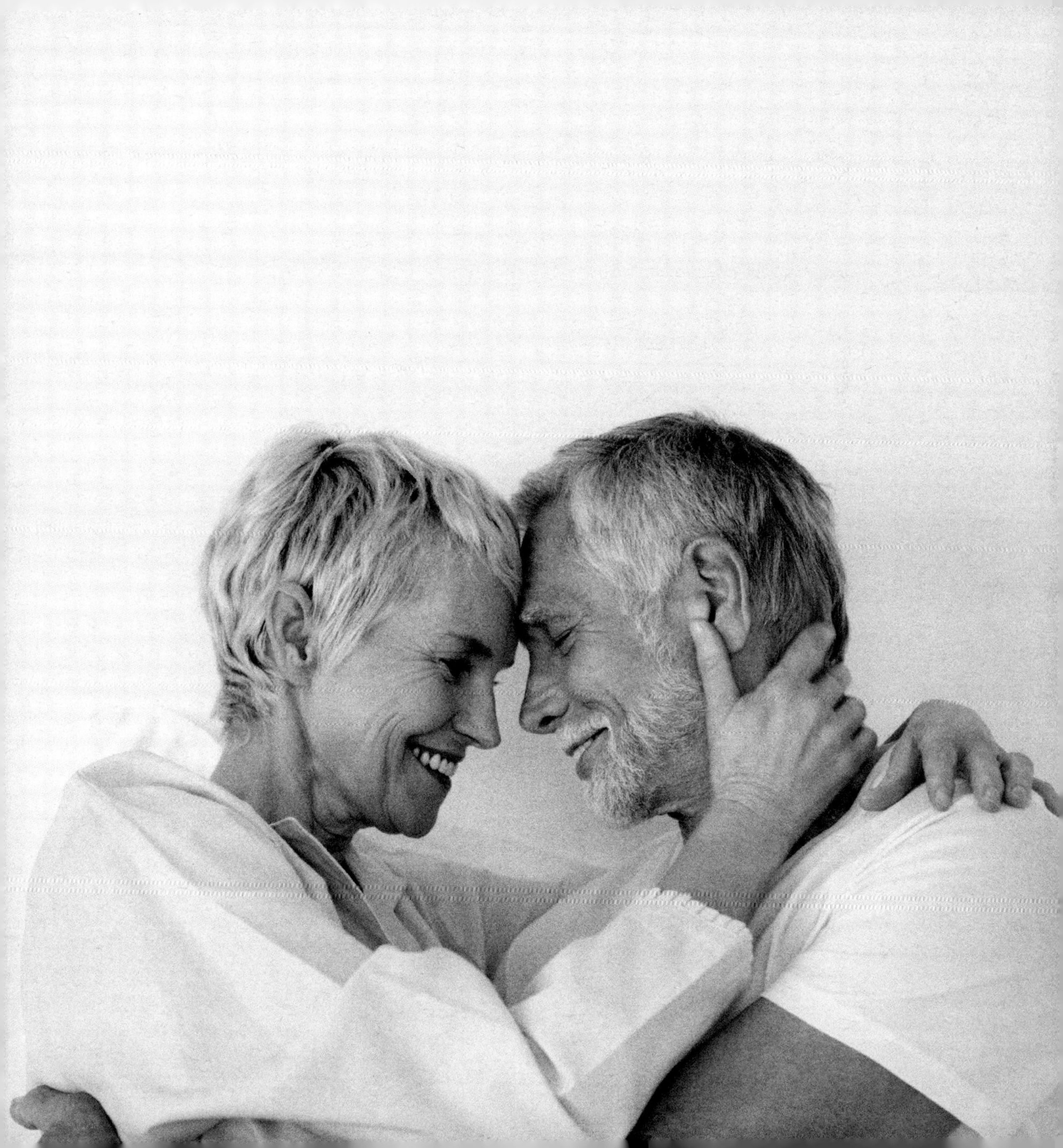

Deve-se temer mais o amor de uma mulher
do que o ódio de um homem.

Sócrates

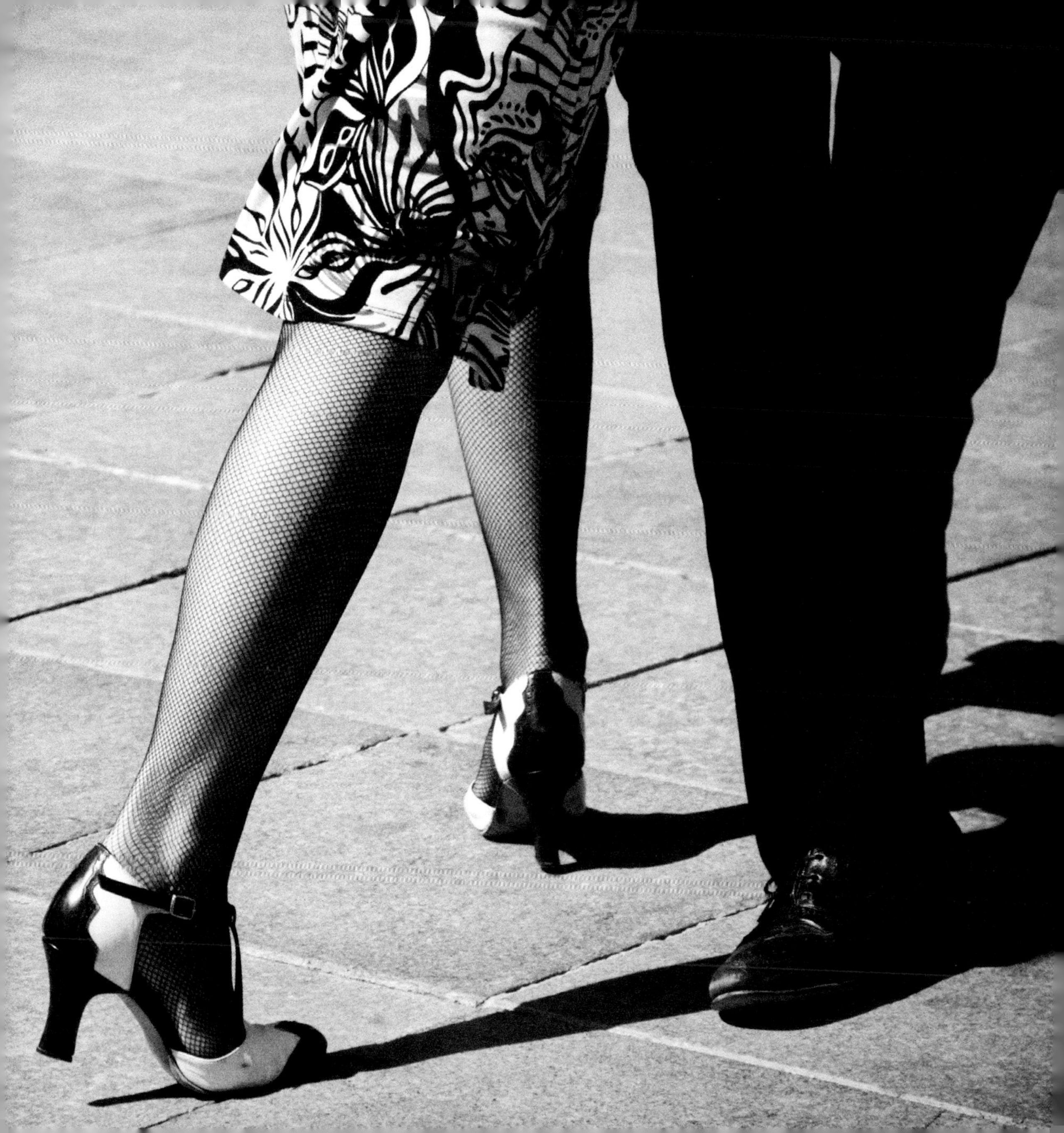

Aqueles que conseguem ler nas entrelinhas dos relacionamentos,
enxergam o amor nas pequenas coisas e nos gestos corriqueiros.
Estas pessoas certamente desfrutam o amor com
muito mais intensidade.

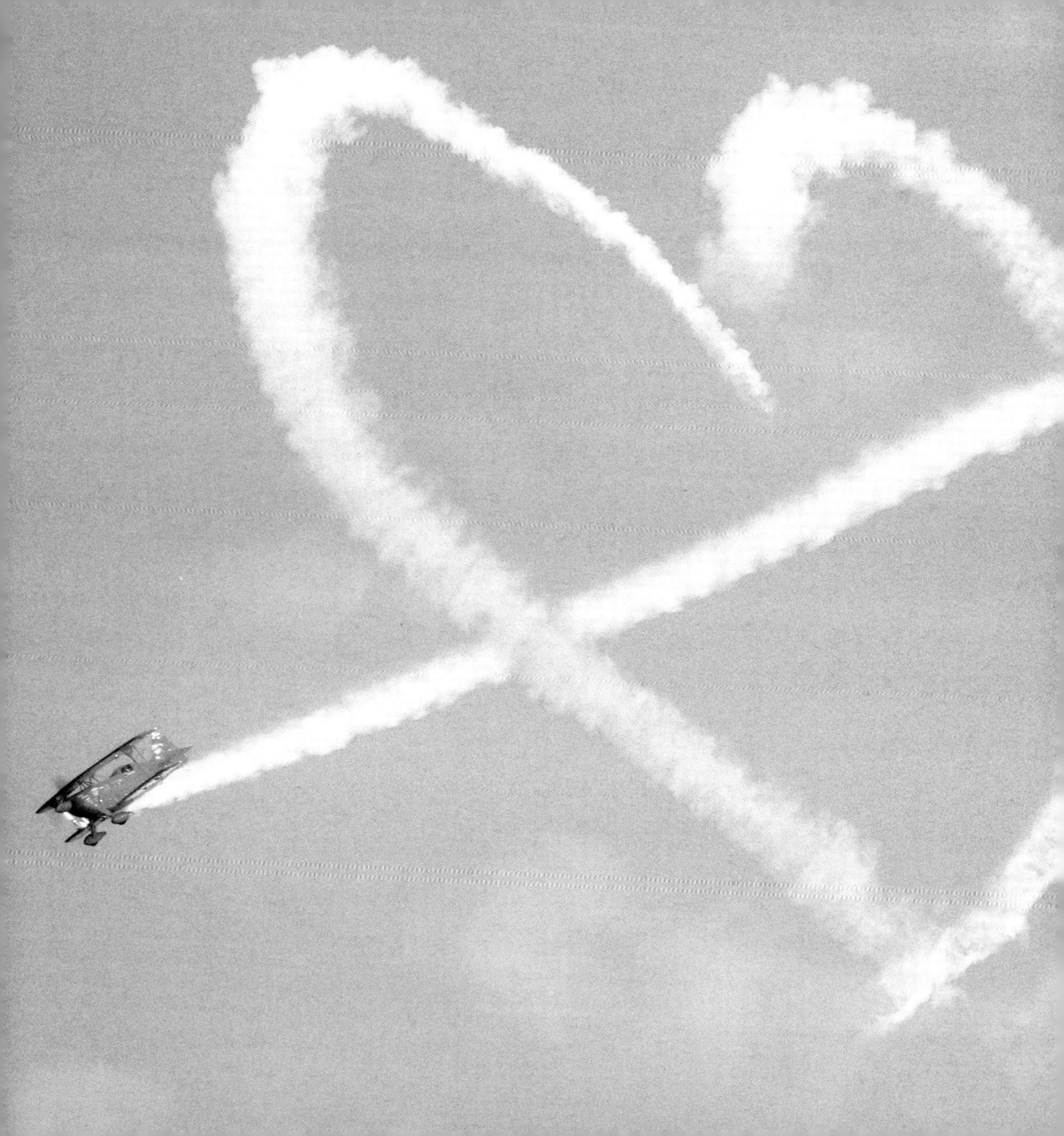

O amor é o sentimento dos seres imperfeitos, posto que a função do amor é levar o ser humano à perfeição. Como são sábios aqueles que se entregam às loucuras do amor!

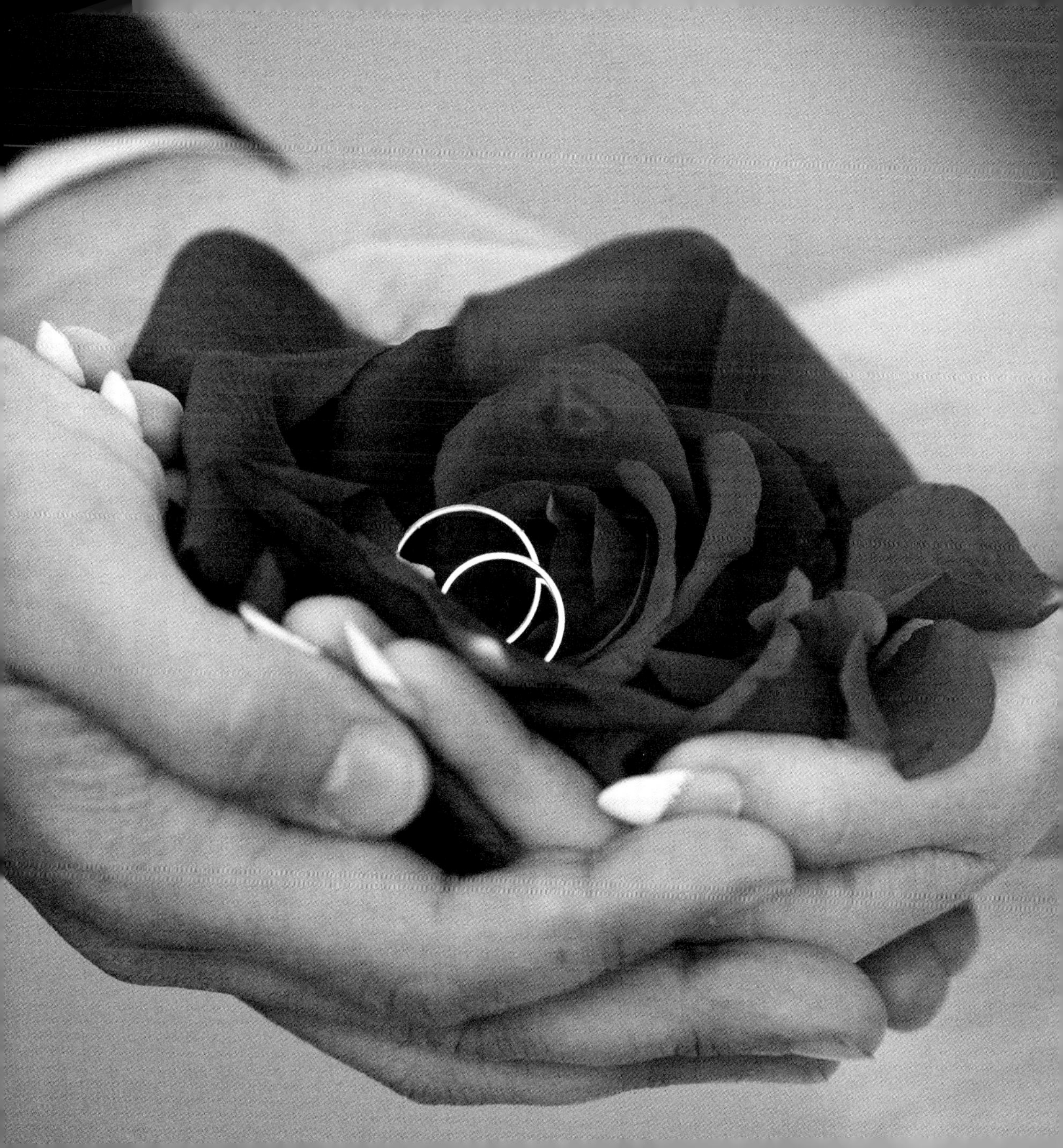

Para o amor as horas são como meses, e os dias como anos;
e cada pequena ausência é uma eternidade.

John Dryden

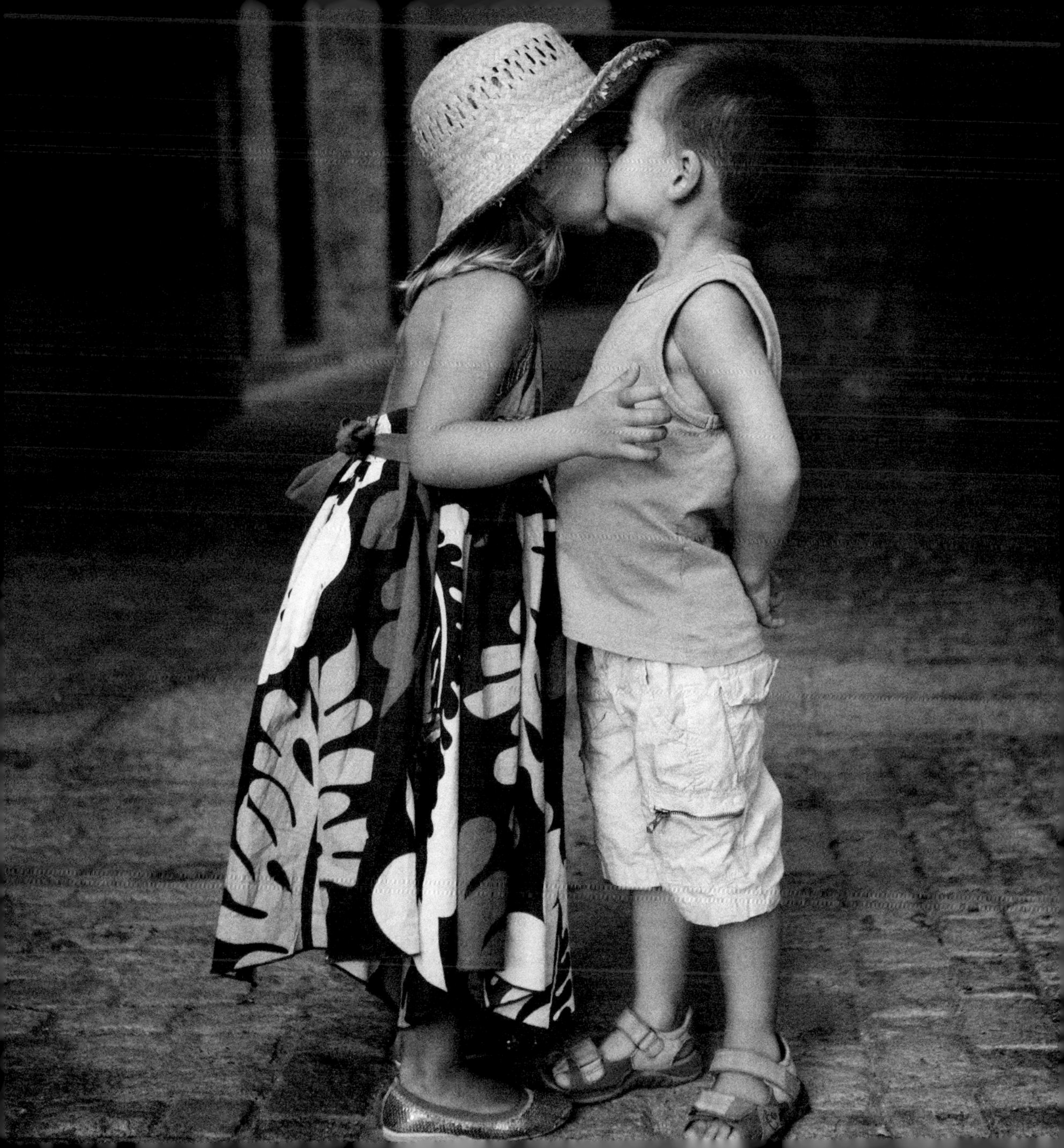

O amor perfeito é a mais bela das frustrações,
pois está acima do que se pode exprimir.

Charles Chaplin

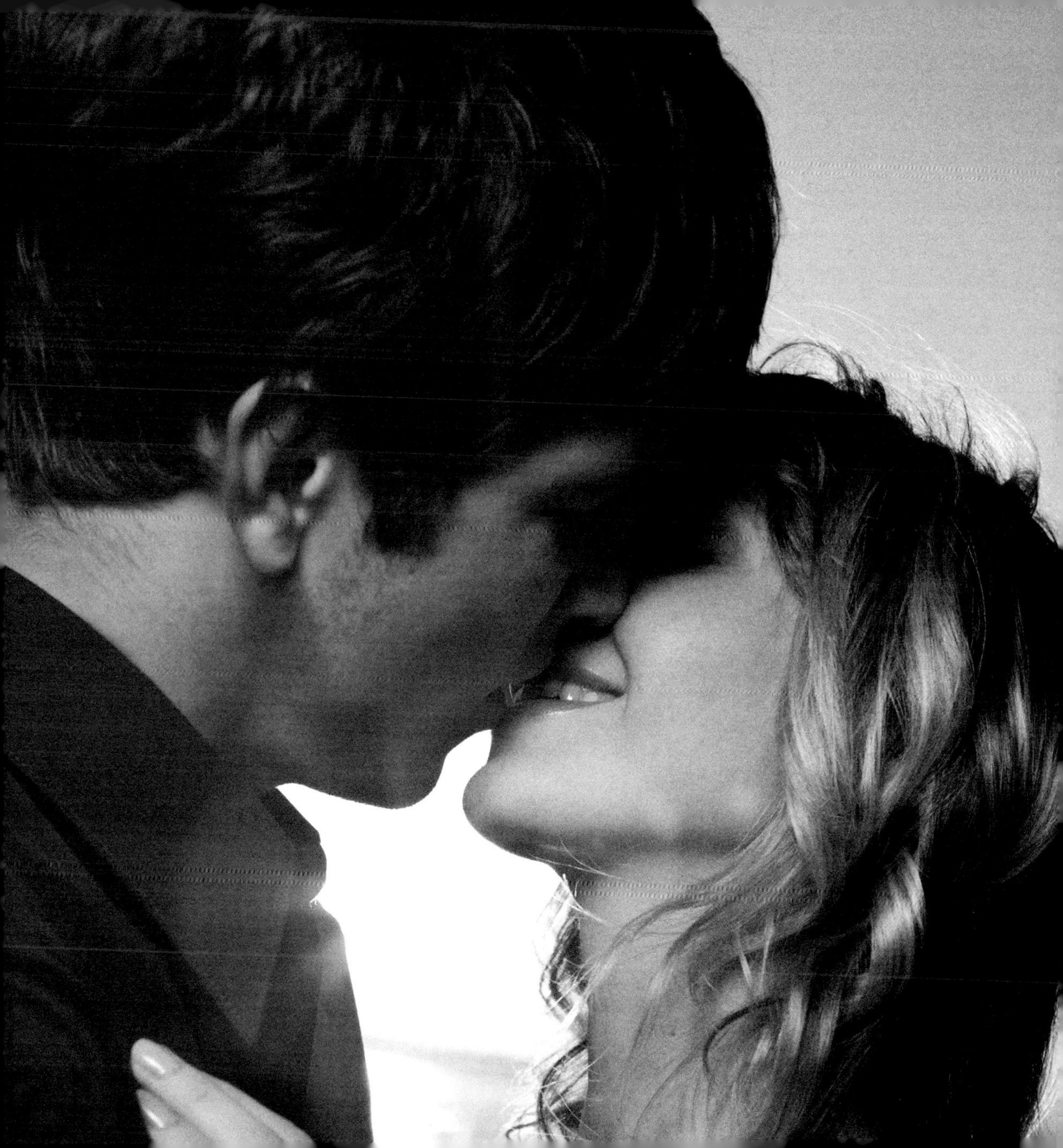

Amar não é aceitar tudo. Aliás: onde tudo é aceito, desconfio que há falta de amor.

Vladimir Maiakóvski

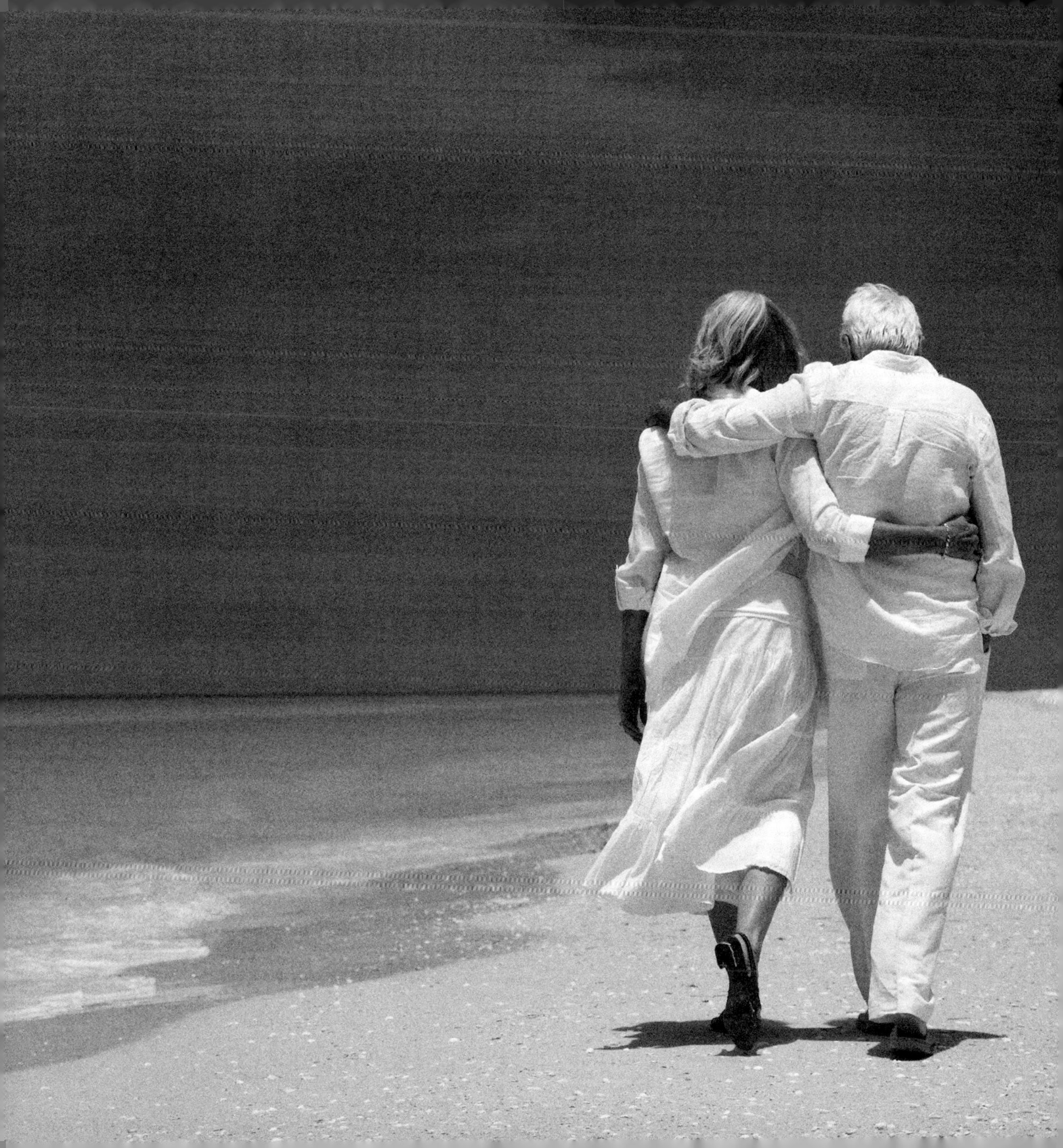

Não reivindicamos sentimentos ardentes e delirantes, simplesmente escolhemos fazê-los para o bem daquele que amamos.

Gary Chapman

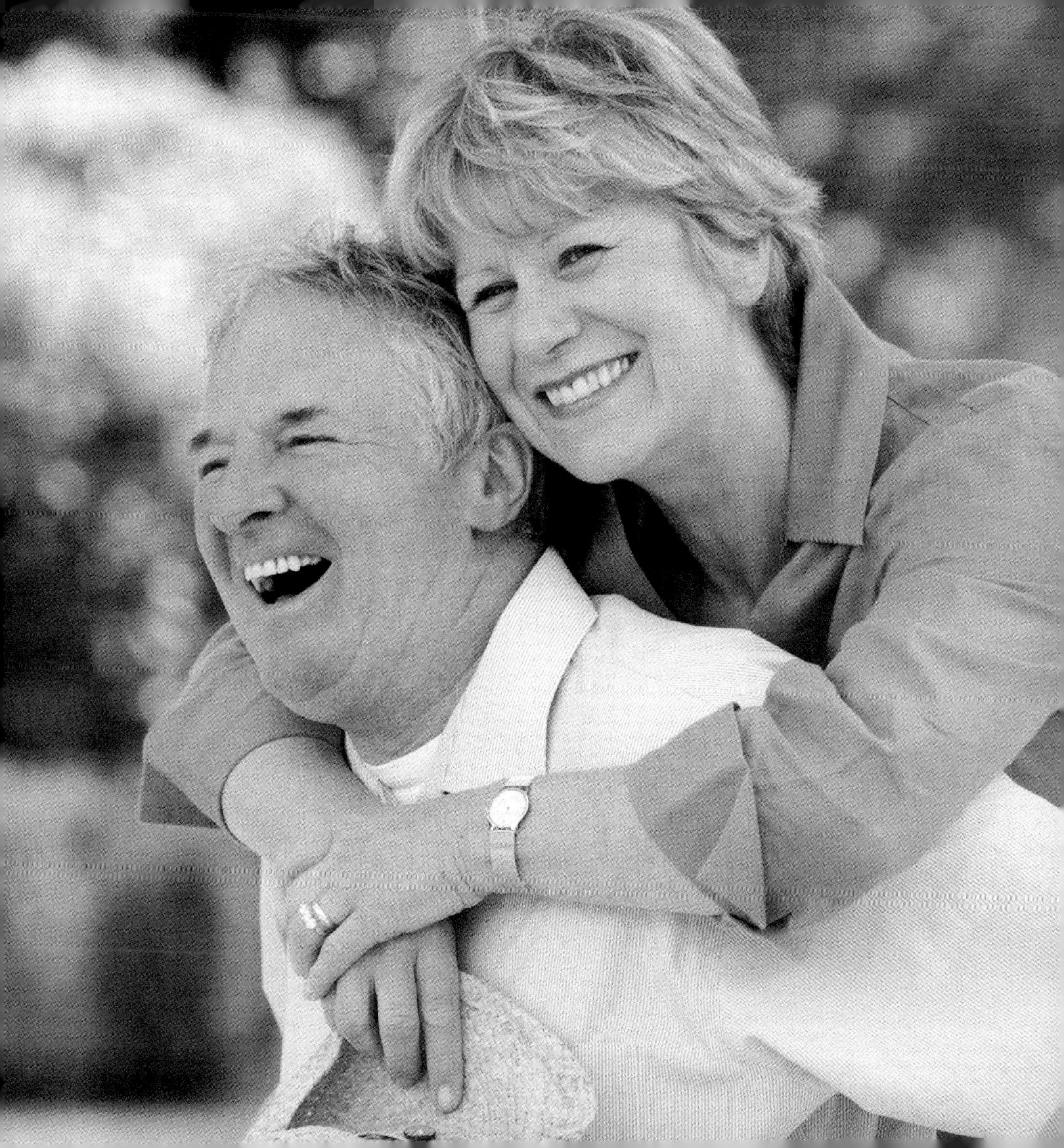

É um amor pobre aquele que se pode medir.

William Shakespeare

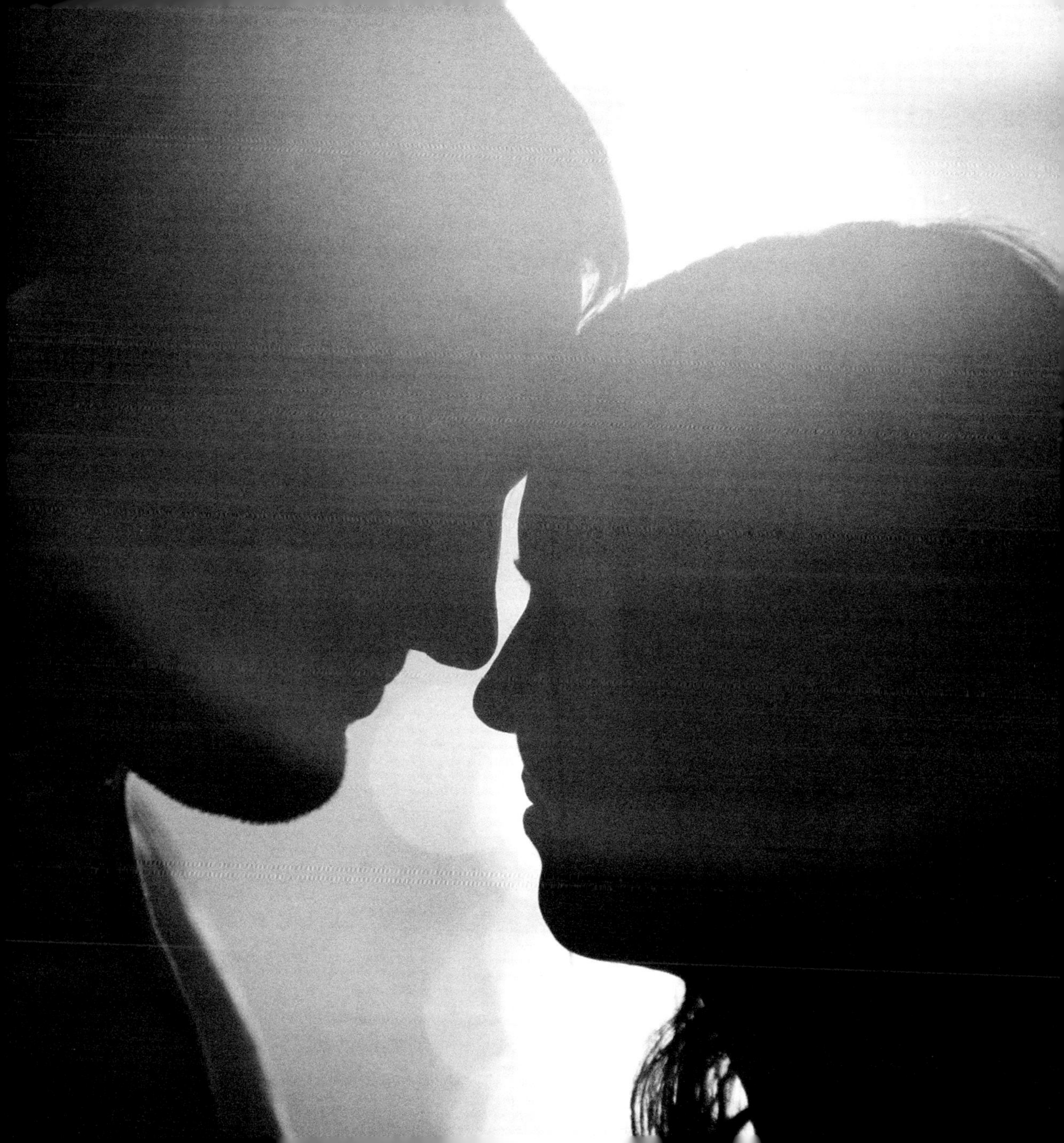

Vós, que sofreis, porque amais, amai ainda mais.
Morrer de amor é viver dele.

Victor Hugo

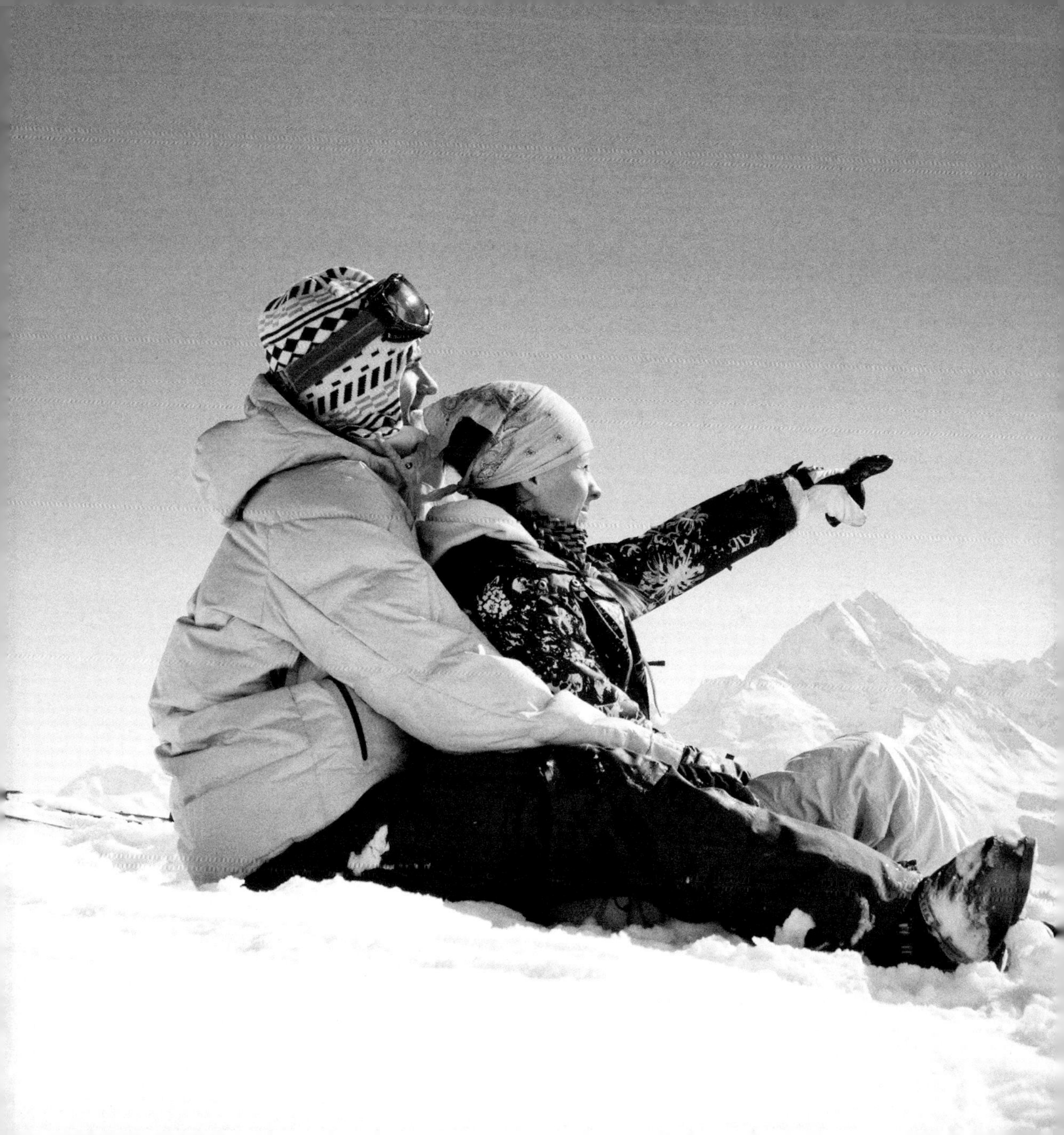

Quando o amor te chamar, segue-o; mesmo que os seus caminhos sejam difíceis e íngremes. E quando as suas asas te envolverem, entrega-te; mesmo que a espada oculta possa te ferir.

Khalil Gibran

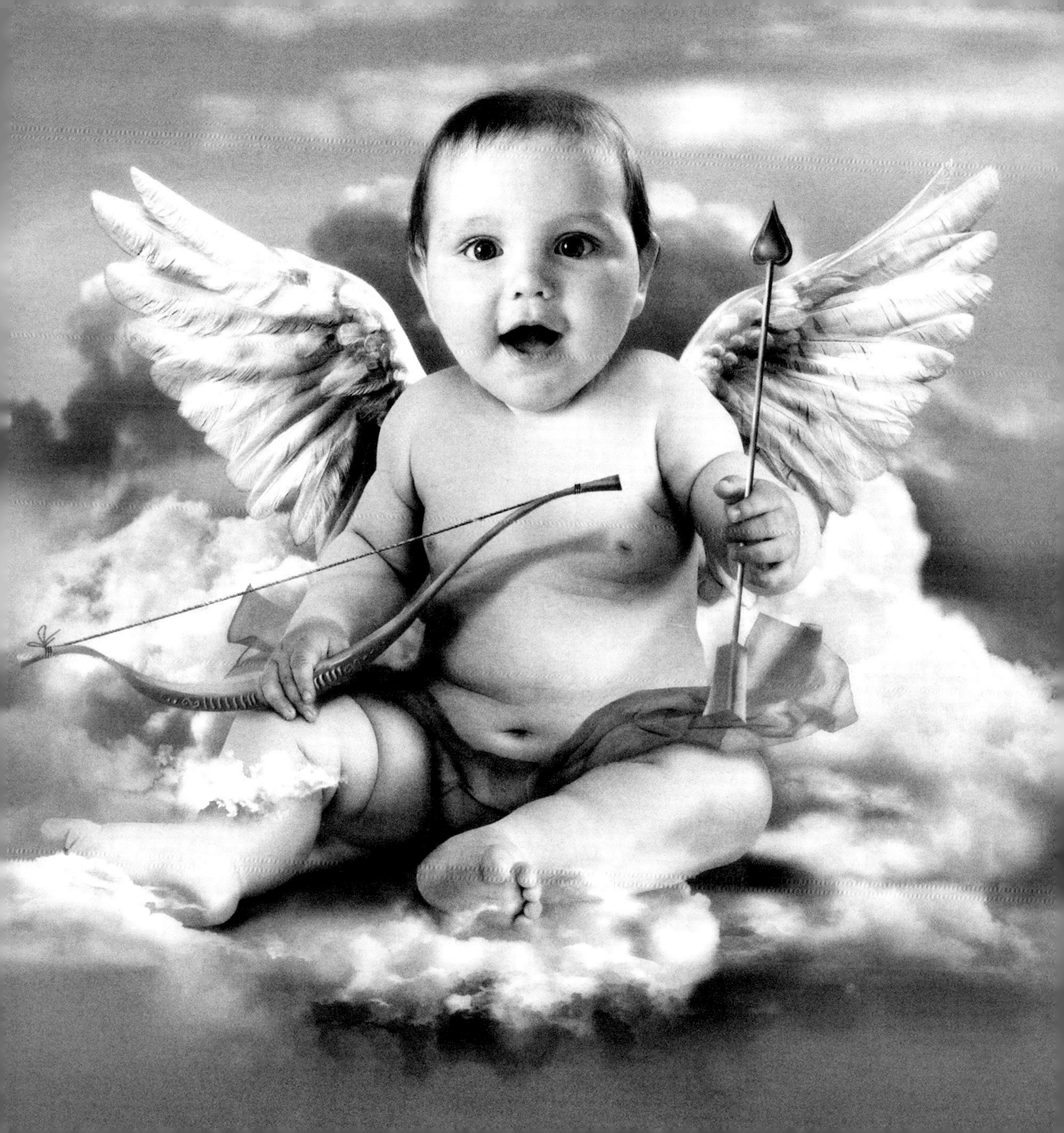

Nunca devemos julgar as pessoas que amamos.
O amor que não é cego não é amor.

Honoré de Balzac

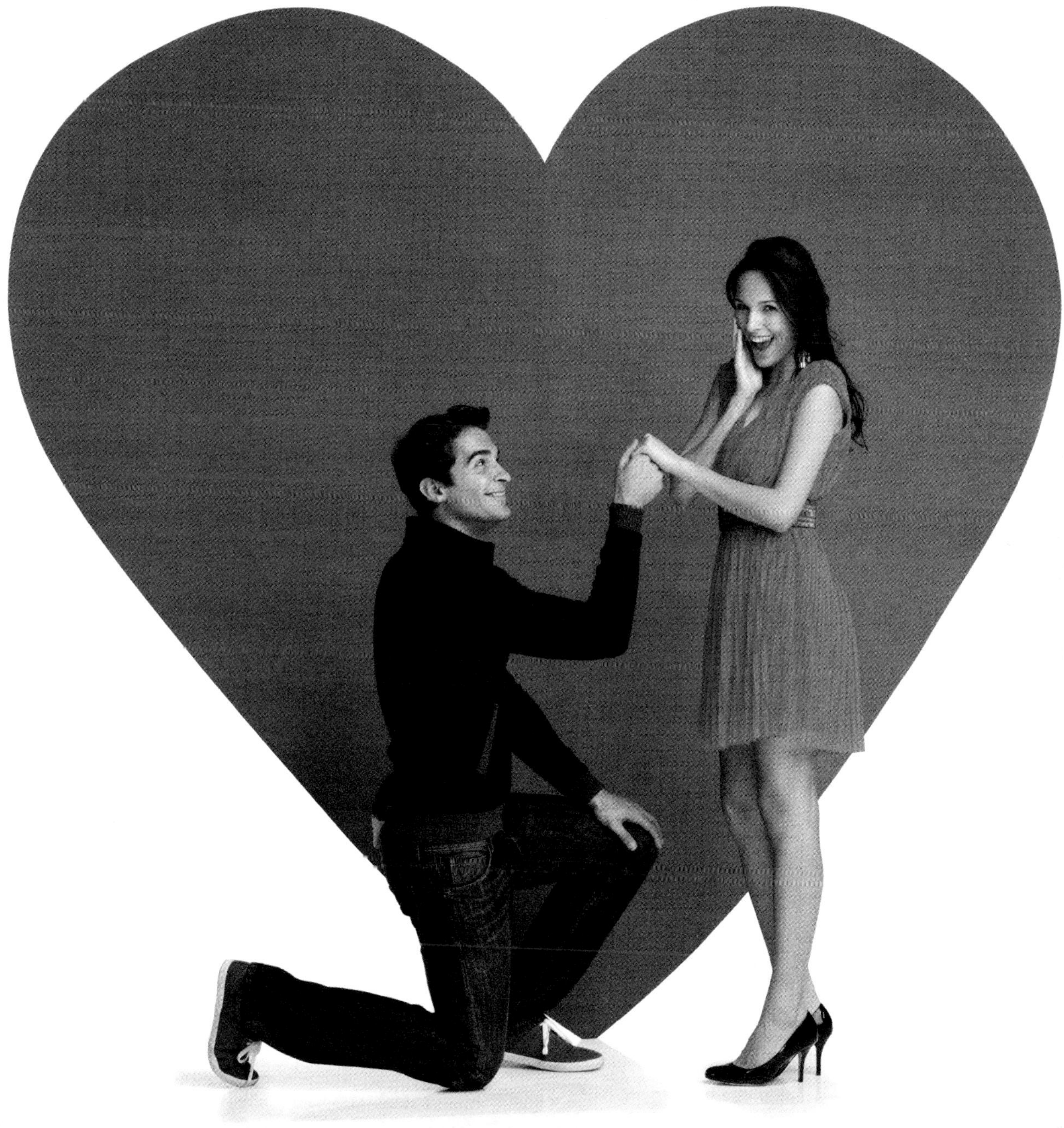

O amor começa quando uma pessoa se sente só e termina quando uma pessoa deseja estar só.

Leon Tolstoi

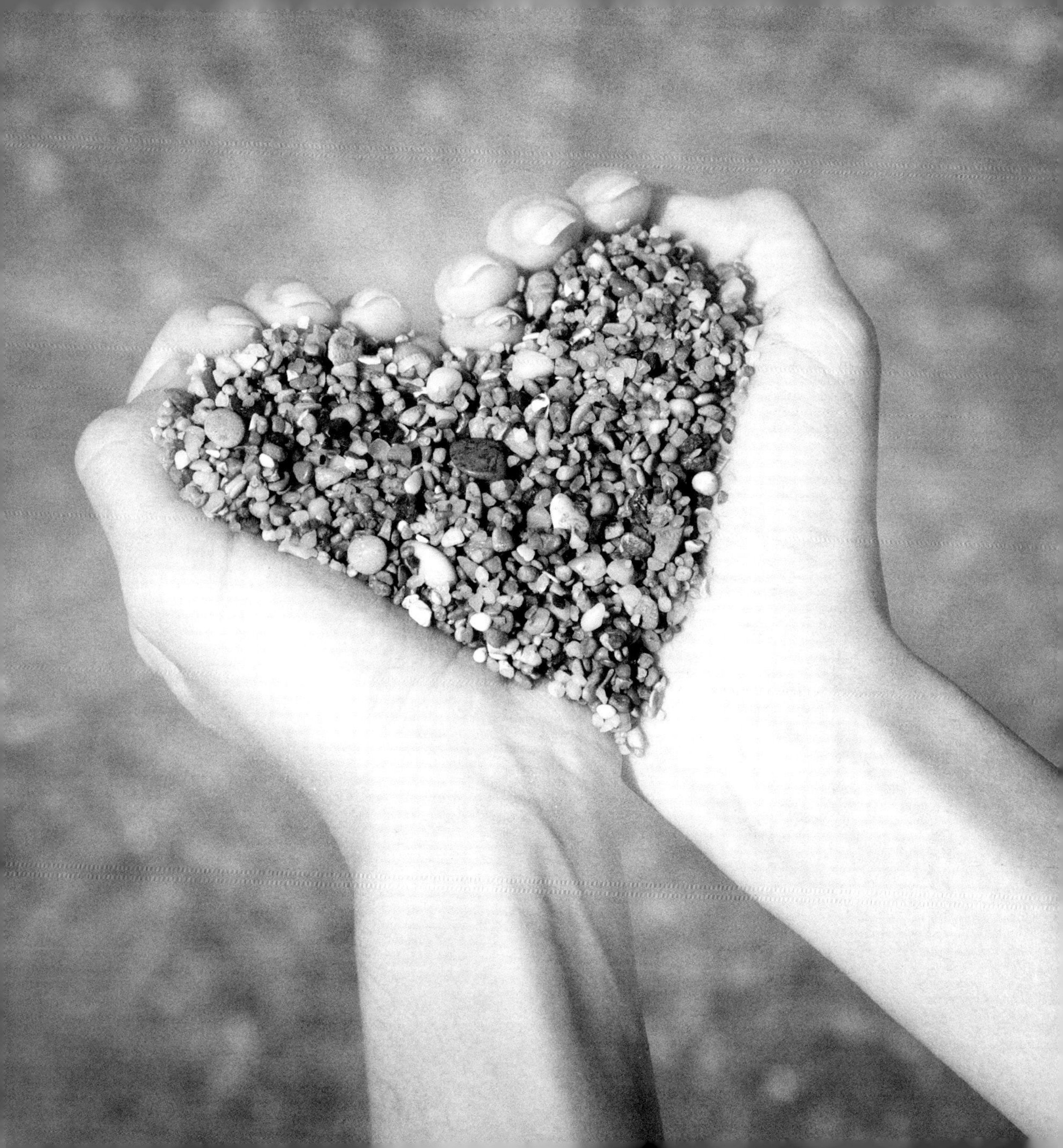

Somente quando encontramos o amor, é que descobrimos
o que nos faltava na vida.

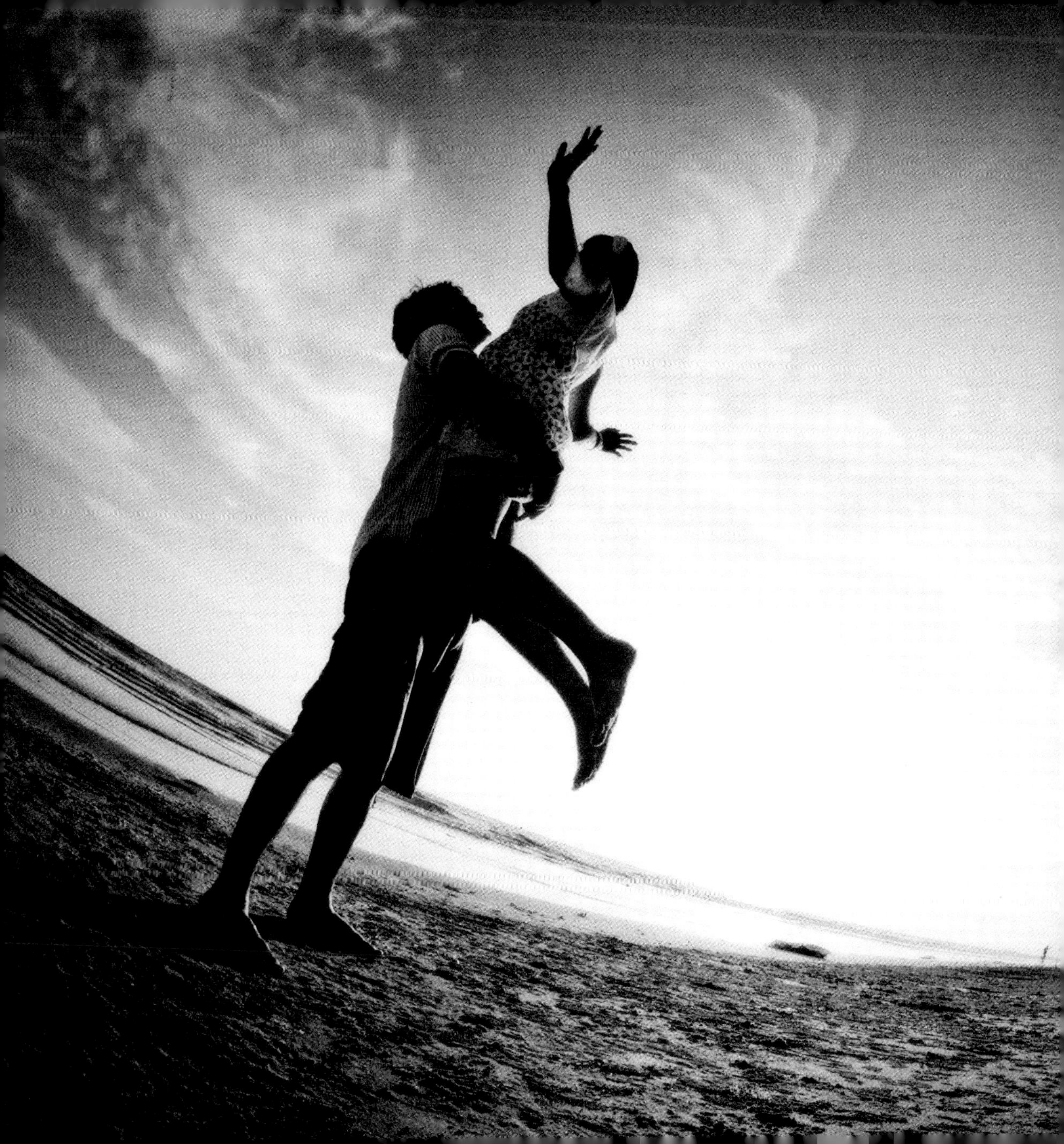

O amor não se define; sente-se.

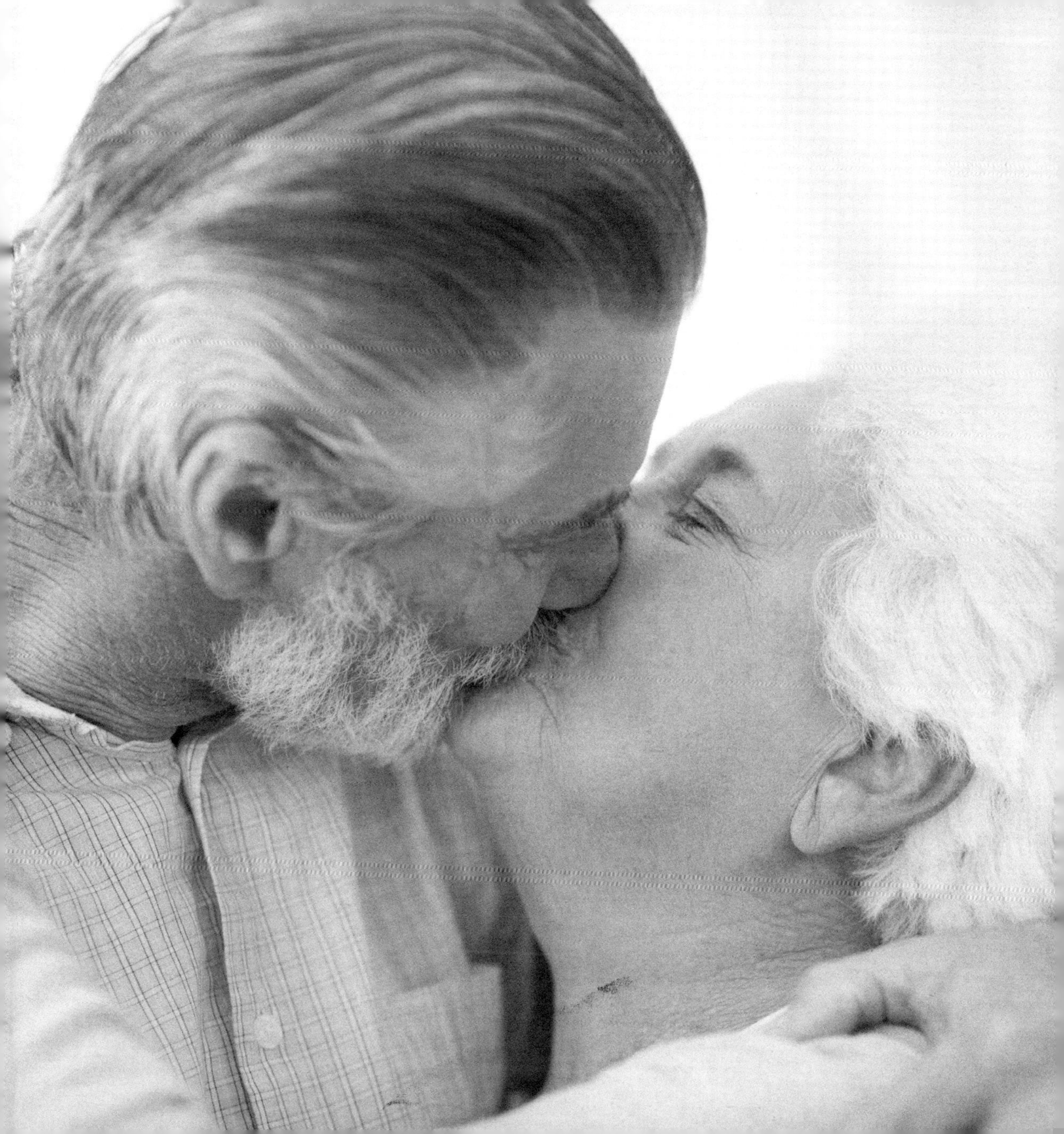

Quem começa a entender o amor, a explicá-lo, a qualificá-lo
e quantificá-lo, já não está amando.

Roberto Freire

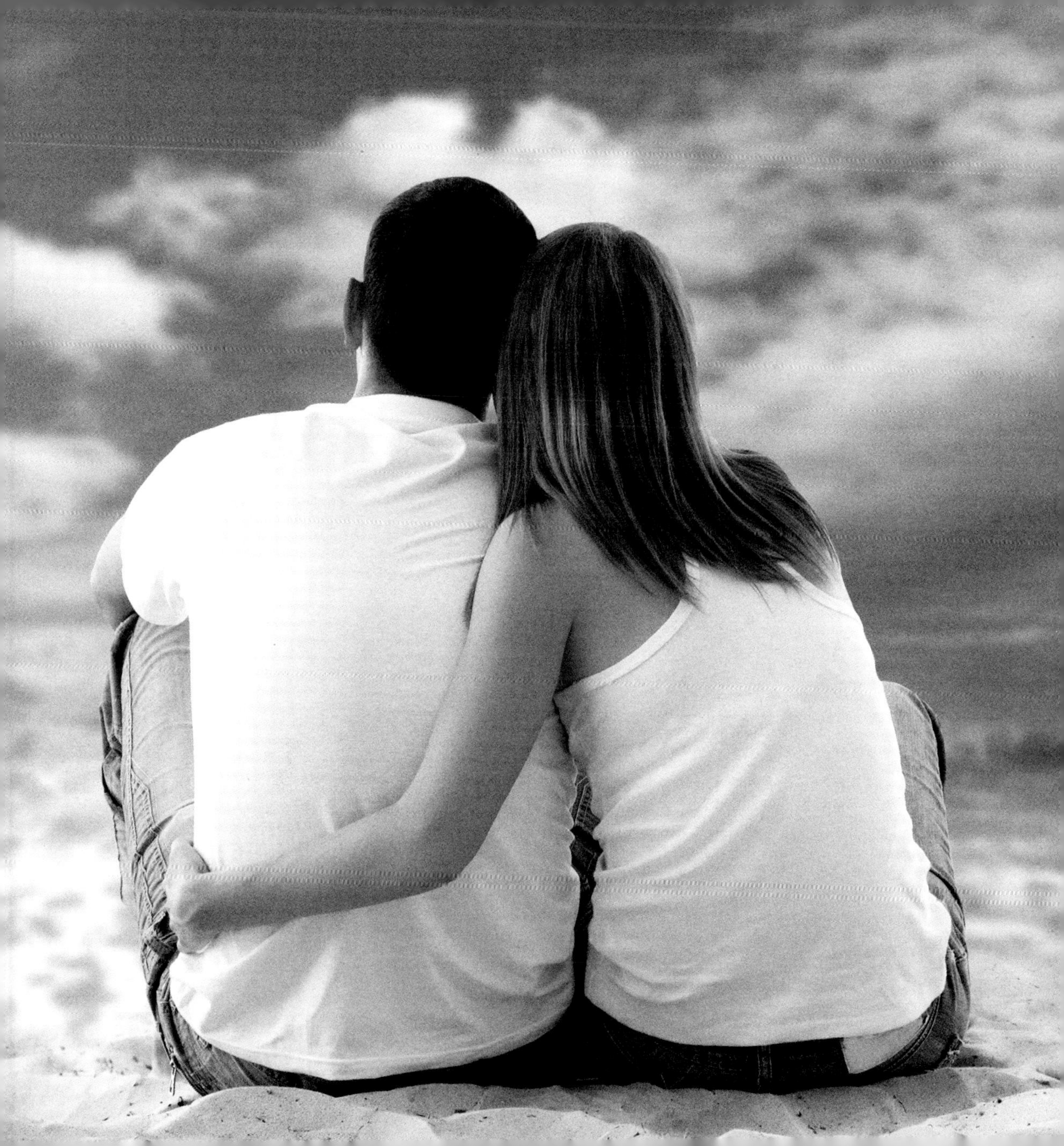